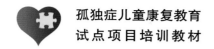

孤独症儿童康复教育
试点项目培训教材

孤独症儿童早期干预操作手册

主编　贾美香

编委　郝晓燕　李蕴秋

张明法　白志华

贾　萌　石　超

彭旦媛　云爱玲

U0197272

北京大学医学出版社

GUDUZHENG ERTONG ZAOQI GANYU CAOZUO SHOUCE

图书在版编目（CIP）数据

孤独症儿童早期干预操作手册 / 贾美香主编 . —北
京：北京大学医学出版社 , 2016.8（2021.1 重印）
ISBN 978-7-5659-1246-7

Ⅰ . ①孤… Ⅱ . ①贾… Ⅲ . ①小儿疾病—孤独症—康
复训练—手册 Ⅳ . ① R749.940.9-62

中国版本图书馆 CIP 数据核字 (2015) 第 232321 号

孤独症儿童早期干预操作手册

主　　编：贾美香
出版发行：北京大学医学出版社
地　　址：（100083）北京市海淀区学院路 38 号　北京大学医学部院内
电　　话：发行部 010-82802230；图书邮购 010-82802495
网　　址：http：//www.pumpress.com.cn
E — mail：booksale@bjmu.edu.cn
印　　刷：北京强华印刷厂
经　　销：新华书店
责任编辑：药　蓉　　责任校对：金彤文　　责任印制：李　啸
开　　本：710 mm×1000 mm　1/16　印张：11.25　字数：220 千字
版　　次：2016 年 8 月第 1 版　2021 年 1 月第 4 次印刷
书　　号：ISBN 978-7-5659-1246-7
定　　价：59.00 元

前　　言

　　《孤独症儿童早期干预操作手册》一书是编者在一线教学实践中不断摸索积淀、久经酝酿的产物。此书谨呈献给孤独症儿童的家长，从事孤独症教育、教学的工作者，以及关注孤独症人群的各界人士。

　　孤独症是儿童发育障碍中最为严重的疾病之一。2007 年 12 月 24 日联合国大会通过决议，自 2008 年起，每年的 4 月 2 日被定为"世界孤独症日"。这个决议使全世界与孤独症相关的组织共同发出一个声音，抗击这一可怕的疾病。全国残疾人普查调研数据表明，儿童孤独症的发病率已占我国精神残疾的首位，且逐年上升，速度惊人。目前医学界对孤独症的确切病因尚无定论，也没有找到理想的治疗药物。孤独症治疗主要依靠早期的干预训练。

　　本书是以儿童的功能领域为轴线，以活动项目为经络进行编写的。功能领域依从孤独症儿童的行为"特点"和"心理教育评定量表（psycho-educational profile，PEP）"，如：社会交往能力、模仿能力、感知觉表现、精细动作、手眼协调能力、粗大动作的发展、语言及认知表现、生活自理能力。每个功能领域里所包含的活动项目建立在普通儿童发育水平的基础上，由易到难，形成一个等级梯度。每个活动项目的编写注重实际操作，项目的实操以应用行为分析原理（applied behavior analysis，ABA）为理论支持，以回合试验教学法为路径，汲取了 TEACCH 结构化教育（treatment and education for autistic and related communication handicapped children）、关键性技能训练法（pivotal response treatment）、图片交换沟通系统（picture exchange communication system）、VB（verbal behavior）等训练方法中的先进理念，有很强的操作性。因此，本书对读者的指导极具科学性、针对性、系统性和实操性。

　　由于编者的能力有限，书中一定会有诸多书写不妥之处，请阅读此书的人士给予斧正，以便修正提高。

编　者
2016 年 5 月

阅读指导说明

1.只有了解了引发事物的内因，才能知晓事物本质的东西。所以，训练者在训练前一定要清楚地了解孤独症儿童的行为和兴趣特点，了解孤独症儿童在行为特点和兴趣特点上与普通儿童究竟有怎样的不同。同时，我们也非常有必要了解普通儿童每个年龄段的发育水平，要观察同龄的儿童在想什么、做什么。这些前期的准备工作是很重要的，可以对训练时制定教学目标有很强的借鉴指导作用。

在实施训练前，训练者要对儿童各个领域的能力进行评估，了解儿童的实际能力、在每个领域的功能程度，从而制定切实可行的短期教学目标。短期教学目标可以支持并服务于长期教学目标。

2.孤独症儿童个体能力差异极大，教学目标的制定要因人而异。教学内容的选取也要根据儿童当前的能力适量且把握好难易度。孤独症儿童具有多重学习障碍，所以训练者掌握使用科学的原理，在不同的教学阶段运用适当的教学方法非常重要。训练者所教授的学习内容和技能也一定要贴近生活，使孤独症儿童能在生活中很好地加以运用并泛化。本书各章节的训练项目均采用由易到难的编写顺序，家长可以根据儿童各领域的能力情况，酌情选择。

3.教学中训练者可能会遇到的问题

（1）不知如何选择和把握应该从哪个领域开始训练。

每个人都要在生活中学会自理，这是最基础而又最重要的能力，所以所有儿童的生活自理能力训练应该作为首选。自理能力中所涉及的各项技能与儿童的粗大动作、精细动作、手眼协调及日常生活认知等领域有关，可以参考阅读相关章节的内容。生活场景是引导教授儿童的最好课堂，很多学习项目可以在日常生活中教，并应用于生活。除此之外，其他的功能领域的训练大致以模仿能力（从粗大动作模仿、精细动作和物品操作模仿开始）、粗大动作、精细动作与手眼协调、游戏能力与社会交往、语言沟通与认知为先后顺序。这只是编者凭借数年积累下的教学经验给教学者的一些点拨而已，最终先教什么、后教什么，没有明确的界定，训练者要参照儿童自身的能力而定。

（2）不知如何制订教学计划。

在评估的基础上，训练者根据儿童个体能力设定个别化教育计划，教学之前要参照普通儿童在此年龄段各领域能力的发展水平。

（3）在教授的过程中好高骛远、揠苗助长。

训练者要遵循事物发展的规律和行为形成的过程，否则就会因为压力太大而造成教学效率低下，或引发儿童出现各种各样的情绪及行为问题。

（4）训练时儿童不看教学者，怎么办？

训练者应把塑造儿童与训练者对视的能力作为首要训练项目，在训练前就要先选好强化物。如何借助强化物来进行训练，请参照《孤独症儿童早期干预操作手册》相关章节。教学时注意儿童训练教学环境的布置（高度结构化的环境，减少分心物的存在，进行功能分区等）。

（5）训练中儿童不配合教学者，怎么办？

1）首先，为建立儿童与训练者的配合能力，在前期训练中应该有强化物的介入，让强化物作为两者配合的根基和纽带。如何选择强化物，如何使用强化物，怎样测试强化物的强化效能，可参照本书相关章节。

2）其次，所选取的教学活动项目应该从儿童的兴趣点切入。这样，教学的进展会比较顺利，效率也会大大提高。

3）再次，所选取的项目活动要与儿童的个人能力相匹配，以保证儿童在学习中成功率和自信心的提高，促使教学训练有序推进。

（6）训练中儿童不理解训练者的指令，怎么办？

当儿童不能够理解训练者的指令时，可以根据孩子的特点，辅助以视觉（图片、符号标识等）提示、肢体语言、表情示意、躯体辅助、姿势辅助、示范辅助、言语等辅助手段，也可以在所呈现的教学材料上做文章，如改变教学材料的位置、形状、大小等，还可以用增加刺激的方法帮助个体做出正确的识别，例如在儿童的手背上画一个圆，以帮助儿童正确识别哪一只手是右手。

（7）教学中儿童过于依赖强化物或辅助，怎么办？

1）训练者要清楚地了解强化的程序。当塑造儿童一项新的技能的时候，要使用连续性强化程序（对每个正确的反应都给予强化）加以获得；当儿童已掌握某项技能时即可使用间歇性强化程序（完成几个正确的反应才给予一次强化）加以保持；直至逐步转化为社会性强化（口头表扬）或自然强化（所从事的活动本身带来的强化），以此方法逐渐撤除实物性强化。

2）介入辅助的目的就是要淡化辅助和撤销辅助，让儿童独立正确反应。一般来说，全新的学习项目如果是动作类的，辅助等级从高到低分别为：全躯体辅助、半躯体辅助、提示、独立；语言类学习项目的辅助等级从高到低分别为：全示范辅助、半示范辅助、独立。如果是全新的学习项目，一般采用由高到低的辅助手段，促进儿童以无错误学习法进行学习。在教学训练中，辅助等级的选择应该根据儿童的能力选定，并且应该根据儿童的进步情况相应降低辅助等级，直至完全撤销辅助，使儿童完全独立掌握所学项目。

4.要将儿童掌握的各项技能泛化到生活中，让儿童发挥最大的社会性，做生活中的人，提高自己的生活质量和品位。

目　录

提升儿童的合作能力

0—18 个月

18—30 个月

30—48 个月

提升儿童的合作能力

训练项目：找到强化物

[训练目标] 在最初的训练中，找到并选择高效能的强化物，用于提高儿童的学习动机和配合能力，促进期望行为的塑造和学习，从而保证教学、训练的效率。

[材料] 实物类，如食品、玩具、日常用品……游戏活动类，如音乐、视频、旋转、举高……

[操作方法] 根据在日常生活中的观察和对儿童的了解，训练者选择儿童喜欢的 6~8 种实物，放置在儿童的活动场地。训练者不做任何干预，仔细观察儿童的举动。如果儿童只选择其中少数物品，训练者可以将没有选中的物品拿走，加入新的物品（如果儿童都不感兴趣，可以将儿童不感兴趣的物品撤走，加入新的物品供其选择）。儿童选择出来的物品即是儿童近期内的强化物。这些物品应该妥善保管，在平时不让儿童轻易得到，只在训练时使用。

[注意]

1. 根据儿童配合能力的不同，在每次训练前或训练中都应该随机地对强化物进行重新选择，以保证强化物的效能可以支持教学训练顺利进行。

2. 强化物的引入是为了提高儿童的合作能力和儿童的学习动力，随着教学训练的展开，儿童的能力逐步提高的时候，应该注意强化强度的逐步减弱，由开始的连续强化（每次正确完成学习项目都给予强化）转为间歇性强化（连续正确完成几次学习项目才给予一次强化），直至最后完全撤出实物强化或转换为代币强化（小贴画、小红花、小印章等）。也可以是一些特权，如：优先排队，乘坐电梯时负责按电钮……

3. 社会性强化（口头、手势、表情及肢体语言表示鼓励和赞扬）会一直贯穿在教学的整个强化系统中。每当给予儿童实物或活动强化的同时，都应该同时给予相应的社会强化（夸张表情、声音、动作等），随着教学的不断推进，实物性强化会逐渐淡出，逐步过渡到以社会性强化为主，甚至可以达到一种自然强化的效果，即儿童所参与的活动和学习项目本身就是一种自然的强化过程，儿童可以从中得到快乐、自信或成就感。

训练项目：用强化物引起儿童的注意

[**训练目标**] 提高儿童的目光对视能力。

[**材料**] 强化物（如：棒棒糖）。

[**操作方法**]

1. 训练开始前，重新测试选定高效能的强化物。

2. 经评测选定的强化物为棒棒糖。训练者迅速拿出棒棒糖，放置在自己的眉心位置，当儿童注视的瞬间，半秒钟之内给予棒棒糖（出示强化物，由儿童自己来拿），并用惊喜、夸张的表情和语音给予口语强化："看我了，你真棒！"

3. 重复以上环节。

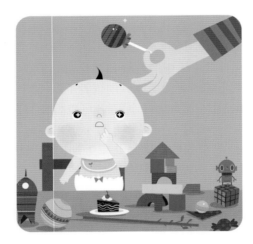

用强化物引起儿童的注意

训练项目：可以为得到强化物而配合完成学习任务 1

[**训练目标**] 对所出示的强化物感兴趣，并可以为得到强化物而听从指令。

[**材料**] 强化物（如：薯片）、学习材料（如：一把小椅子）。

[**操作方法**] 儿童的强化物为薯片。训练者将薯片分为若干小份，在自己的对面放置一把小椅子，拿起一小份薯片放在自己的眉心位置，当儿童注视时说："坐下"，当儿童坐下时，立即给予薯片（出示薯片，让儿童自己拿），同时给予口语强化："坐在椅子上了，特别棒！"如果儿童对指令没有反应，训练者应立即收回薯片。短暂的停歇后，训练者再次出示薯片在自己的眉心位置，当儿童注视时说"坐下"，马上用手辅助儿童的躯体坐在椅子上，即刻给予薯片，并以夸张的表情和语音给予表扬："你太棒了！"不断重复以上环节，当儿童听从指令的能力有所提高时，逐步撤掉辅助，直至儿童可以独立完成。

[扩展项目] 拍手、跺脚、拍肩膀、拍腿、举手、起立……

训练项目：可以为得到强化物而配合完成学习任务 2

[训练目标] 对所出示的强化物感兴趣，并可以为得到强化物而学习模仿。

[材料] 强化物（如：光电陀螺）、学习材料（如：积木、空盒子）。

[操作方法] 儿童喜欢光电陀螺开启后的发光旋转。训练者与儿童近距离面对面坐好，一块积木和空盒子放在旁边的小桌子上。训练者拿着关闭电源的光电陀螺放在自己的眉心。当儿童注视时（把陀螺迅速藏在头部后方）说"这样做"，同时拿起积木放入盒子，立即手把手辅助儿童完成同样的动作（随着儿童能力的提高，逐步撤除辅助），然后立即开启光电陀螺给儿童看，同时给予口语强化："你做得真棒！"在儿童观看 3~5 秒后，训练者关闭收回光电陀螺。重复以上环节，直至儿童可以独立完成把积木放入盒子。

[扩展项目] 套杯、拼板、插棍、形状箱、搭积木……

训练项目：可以接受连续完成几个任务给予一次强化（连续强化转为间歇强化）

[训练目标] 更进一步提高儿童的合作能力，逐步降低强化强度。

[材料] 强化物（喜欢的活动，如：击掌）、学习材料（如：拼板）。

[操作方法] 训练者与儿童面对面坐好，放置拼板在儿童面前，控制所有拼块在训练者手里。出示一个拼块在自己的眉心位置，当儿童注视训练者眼睛的瞬间立即给予，并辅助儿童嵌入拼板（随着儿童能力的提高，逐步撤除辅助），完成后可以用"击掌"作为强化，并同时给予惊喜的表情和口语强化："做得太好了，真聪明！"在儿童熟悉操作后，从每放好一个拼块都给予强化，逐步过渡到每放置好一个拼块后，只给予口语肯定："放对了。"直至放置 2~3 个拼块（甚至全部放置好）后再给予"击掌"作为强化。当儿童对玩拼图本身有了兴趣，玩拼板的过程本身就可以作为一个很好的自然强化。

训练项目：为了得到活动类的强化而完成学习任务

[训练目标] 提高游戏能力，增加儿童的注意力和对人的兴趣，增强儿童的配合能力。

[材料] 儿童喜欢的活动所需要的用品（如："懒骨头"或懒人沙发）、学习材料（如：小椅子）。

[操作方法] 儿童非常喜欢玩"懒骨头"。训练者说："看着我，数到 3 就可以去玩（或出示相应图片）。"然后，训练者立即伸出手指（与口语同步）示意"1——2——3——"，数到"3"后立即抱起儿童放到"懒骨头"上（或示意儿童自己去玩）；让儿童在"懒骨头"上享受 3~5 秒，再出示手指示意数到"1——2——

3——"时，要求儿童立即回到座位上。训练者不断重复以上环节，直至儿童可以独立完成这样的环节，主动按训练者的示意在他喜欢的"懒骨头"和座位之间转换。随着儿童能力的提高，训练者应逐步撤除口语提示，转为只出示手势或姿势提示，以提升儿童的非语言沟通能力。

[扩展项目] 坐姿、站姿、慢走……

训练项目：代币及口头表扬可以作为有效的强化物 1

[训练目标] 提高儿童对代币及社会性强化的理解能力，提高儿童的自我管理能力和配合能力。

[材料] 代币用品（如：小贴画）、后援强化物（用代币可以兑换的儿童喜欢的实物，如：小饼干）。

[操作方法] 训练者事先与儿童约定，在课堂上安静地坐在椅子上 3 分钟（根据儿童可以安坐的时间而定），就可以获得一枚小贴画，集满了 3 枚小贴画就可以与训练者兑换吃到一块小饼干。课程开始，只要儿童安静地坐在椅子上 3 分钟时，训练者就主动给予一枚小贴画作为强化（贴画可以贴在儿童的衣服上，或贴在事先准备好的奖励簿上），并同时给予儿童口头表扬："你表现得真好，安静地坐在椅子上了。"在贴画集至 3 枚时兑换给儿童一块他喜欢吃的小饼干，并做短暂的休息。随着儿童能力的提高，可以逐步延长儿童安坐的时间，增加代币的个数。当儿童逐步理解代币的作用时，可以过渡到请儿童自己记录获得代币的个数，当代币达到事先约定的个数时，可以由儿童主动提出兑换实物性的强化物。以此，增加自我管理、主动提出要求和与人互动对话的训练内容。

儿童初次接触代币时，训练者需要无偿给予代币，让他先了解代币的作用和使用方法。之后，可以根据儿童情况，增加一些简单的任务，如：动作模仿，使儿童较为容易地获得代币。当儿童熟悉并掌握代币的运用后，逐步增加学习项目的数量和难度，使儿童的学习时间不断延长，学习的专注力和自我管理能力不断增强。衡量时间的工具可以根据儿童情况，选择与儿童相适宜的计时器、沙漏、电子显示钟表等作为计时工具。

[扩展项目] 在规定的时间间隔内安静做事，在规定的时间间隔内不出现问题行为……

训练项目：代币及口头表扬可以作为有效的强化物 2

[训练目标] 提高儿童对代币及社会性强化的理解能力，提高儿童按照次序完成学习任务的能力和自我管理能力。

[材料] 代币用品（如：小印章）、"学习任务表"（或"时间安排表""工作顺序表"）、后援强化物（代币可以兑换的儿童喜欢的实物，如：小汽车）、学习材料（儿童已经掌握的活动中使用的材料，如：拼板、套杯）。

[操作方法] 这个项目的最终目标是要求儿童可以自己按照训练者制订的"学习任务表"（"学习任务表"如下图所示，可以根据儿童的年龄，运用文字或配相应的视觉图片），安静地独立完成表中的各项活动。

学习任务表

任务序号	任务名称	完成
1	拼拼板（图片）	☺
2	套套杯（图片）	……
3	……	……

如"学习任务表"中列有两项活动：①拼拼板，②套套杯。

在开始学习后，每完成一项就要求儿童在"学习任务表"的表中相应位置盖好小印章，表示已经完成。当所有学习项目完成，并盖好所有的小印章后，将"学习任务表"交给训练者，可以按照事先的约定，兑换到自己喜欢的实物。

具体操作：将装有学习材料（拆下拼板上的所有拼块，连同拼板放置在一个盒子里；5个套杯散乱放置在另外一个盒子里）的两个盒子按顺序放置在小桌子上。训练者吸引儿童的注意 → 出示"学习任务表" → 看到"学习任务表"上的第一项任务（拼拼板）→ 辅助儿童先拿放有第一项学习材料的盒子，如拼板 → 把相应的拼块依次放入拼板嵌入 → 然后把拼板放回到原来的盒子里 → 将盒子归位 → 在"学习任务表"上相应位置盖上小印章以示完成，同时给予口头表扬："做对了，真棒！" → 接着拿第二个放有套杯的盒子 → 把5个套杯按要求套好 → 放回到盒子里 → 将盒子归位 → 在表中第二项的相应位置再盖一个上印章，并同时给予口头表扬："太好了！" → 辅助儿童拿起"学习任务表"交给训练者，说："我完成了。" → 训练者给予极为夸张的表情和口语强化，同时按照事先的约定给予儿童喜欢的小汽车。这个训练项目开始时可以根据儿童的能力，由训练者给予提示或躯体辅助完成，随着儿童能力的提高，逐步撤除辅助，过渡到由儿童自己独立完成。

根据儿童的进步情况和个体差异，训练者的示范、手把手的辅助和相应的语言应该适时撤除。对于能力较好的儿童，训练者可以在学习材料的准备时做更为细致的视觉提示，如：按照"学习任务表"中的数字排序，在相应的材料盒上做出明显的同样数字标识，以促进儿童养成按照次序做事情的习惯；在每一个材料盒中，增加一个学习任务的示范样本，如在拼板上事先放好一块拼板，促进儿童更好地理解训练者的要求。这样的训练，可以逐步提升儿童安静、专注、有序的独立做事的能力。

与此同时，训练者可以根据儿童的进步情况，逐步减少实物性的强化，增加口头强化或其他社会性强化。

[扩展项目]安静地独立完成两个以上的连续学习项目，按照要求练习书写，按照要求延长独立学习的时间……

训练项目：可以等待延迟给予强化物

[训练目标]提高儿童的自我管理能力和合作能力。

[材料]强化物（如实物、小贴画）、学习材料（如：拼板、彩笔与图案）、"学习任务表"。

[操作方法]训练者制订"学习任务表"，可以选择两个或两个以上儿童可以独立完成的项目，如：拼板和涂色。在获得儿童的注意力后，训练者出示"学习任务表"，说："先拼拼板，再涂色，完成后可以得到你喜欢的东西（根据儿童语言理解情况，提供相应的视觉提示图片）。"儿童根据要求，安静地独立完成第一个学习任务（将所有拼块嵌入拼板，并按要求放置拼板到指定位置），之后，辅助儿童在"学习任务表"的相应位置贴上小贴画（或打上"√"）；接着做第二项任务，用彩笔为图案涂上颜色，再在"学习任务表"的相应位置贴上小贴画（或打上"√"）。两项任务完成之后，儿童把"学习任务表"交给训练者，训练者立即给予儿童喜欢的物品，作为对整个学习项目的鼓励和强化，同时给予口头表扬："你真了不起，做得太好了！"

[扩展项目]完成3个及以上的学习项目，根据上课表现，下课后给予奖励……

0—18个月

要　　求

训练项目：在视野范围之内，能够对自己想要的食物、玩具或者活动提出要求

[训练目标] 儿童能够在语言示范、手语示范或者图片交换的情况下提出要求。

[材料] 对儿童有强化作用的物品或活动、用于沟通的图片。

[操作方法] 创设语言沟通表达的情境，如将物品（饼干）放在儿童能看到却拿不到的地方。儿童有需求时，或者直接伸手去拿，或者拽他人的手去拿，或者指向饼干。

当儿童有仿说的能力时，训练者将饼干放在眉心之间，说"饼干"，儿童仿说"饼干"，即可得到饼干。在儿童仿说表达时，要求其看着训练者。训练者的提示语言也要随着儿童语言表达能力的提高，由全提示到半提示最后到独立表达。以饼干为例，最初训练者对儿童需全提示说"饼干"。当儿童能够对这句话仿说得很熟练的时候，训练者可由全提示转换为半提示"饼——"当儿童在半提示下仿说得很好的时候，即可在适当的情境下让儿童独立反应，主动表达。

如果儿童可以模仿训练者做出"饼干"的手势，也可得到饼干。

如果儿童不具备仿说的能力，训练者可以介入图片交换的方法，这时候需要两个人，拿饼干的人称其为交流沟通伙伴，另一个人为辅助者。交流沟通伙伴手里拿有饼干，辅助者辅助儿童拿饼干的图片交到沟通伙伴的手里，交流沟通伙伴立即给予儿童饼干。

[扩展项目] 对儿童有强化作用的其他物品或活动，儿童也能够在语言示范、手语示范和图片交换的情况下提出要求。

训练项目：呈现儿童喜欢的物品或活动，在被问"你要什么"的时候，能够独立提出要求

[训练目标] 儿童能够在无语言示范、手语示范或者辅助完成图片交换的情况下提出要求。

[材料] 对儿童有强化作用的物品或活动。

[操作方法] 呈现儿童喜欢的球、饼干、滑梯的照片，汽车玩具，当儿童关

注到这些物品时，训练者提问："你要什么？"儿童能够用口语表达"滑滑梯"，或者用手语来表达，或者拿起滑梯的图片交给交流沟通伙伴。

[扩展项目] 对儿童有强化作用的其他物品或活动，儿童也能够在无语言示范、手语示范和辅助完成图片交换的情况下提出要求。

训练项目：儿童能够在不同的两个人、两个场景、两种特征的同一强化物下提出要求

[训练目标] 在新环境或有变化的情境下能够正确提出要求，提升泛化的能力。

[材料] 对儿童有强化作用的物品或活动。

[操作方法] 在家里当儿童看到圆形饼干的时候能够用口语、手语或图片对妈妈提出吃饼干的要求，在食品店里看到方形的饼干时也能够用口语、手语或图片向店员提出要求。

[扩展项目] 如果儿童能够要求一种蓝色的玩具汽车，他是否能够要求不同颜色、大小、类型的其他的玩具汽车。如果儿童在学校能够跟老师说"吹泡泡"，是否能够在家里跟家里人说"吹泡泡"。

训练项目：在没有人提示要求、没有人问"你要什么"的情况下，儿童能够自发提出要求

[训练目标] 儿童在自然情境下因环境的刺激而产生的行为动机。

[材料] 对儿童有强化作用的物品或活动。

[操作方法] 儿童口渴了，看到桌子上的水瓶时，能够自发地用口语（"水"）、手语或图片提出要求。

[扩展项目] 看到其他儿童在搭积木，能够自发地用口语（"积木"）、手语或图片提出要求。儿童想出去玩时，能够自发地用口语（"出去"）、手语或图片提出要求。

命　名

训练项目：命名在日常生活中儿童喜欢的食物、玩具、物品或人物

[训练目标] 在提问"这是什么"或者"这是谁"的情况下，儿童对喜欢的东西在无语言提示下命名。

[材料] 对儿童有强化作用的物品。

[操作方法] 从一种喜欢的物品开始教，在引起儿童注意后，呈现儿童喜欢的玩具汽车，并提问："这是什么？"训练者立即给予语言提示"汽车"，儿童仿

说"汽车"，这时不能把汽车玩具给儿童玩耍，可以提供玩具汽车之外儿童喜欢的东西，不断反复提问："这是什么？"当儿童能够对这个词仿说得很熟练的时候，训练者可由全提示转换为半提示"汽——"当儿童在半提示下仿说得很好的时候，即可让儿童独立反应。在训练者不断提问"这是什么"的时候，如儿童都能够正确说出"汽车"，就可以教儿童学习命名另一个喜欢的物品，确认儿童是否具备辨别不同物品的能力（有的儿童具有辨别困难），然后逐渐递增物品的数量。

[扩展项目] 由命名儿童喜欢的东西到对日常用品、人物、身体部位的命名，例如勺子、牙刷、毛巾、杯子、床、冰箱、蜡笔、鼻子、眼睛等，可以命名 10 个名词。随着儿童命名技能的提升可以进而学习相对应物品的图片的命名。

训练项目：自发命名物品

[训练目标] 自发命名，让命名成为一种自然强化。

[材料] 在自然情境中的一般物品和强化物。

[操作方法] 当儿童在看动画片出现喜羊羊的画面时，儿童说"羊羊"，儿童此时不是在提要求，而是因为喜欢看并说"羊羊"。

[扩展项目] 创设儿童喜欢的多种情境。

语 音 仿 说

训练项目：发音训练的前提基础

[训练目标] 语言训练分为两个部分，一是发音训练，二是语言理解表达训练。在发音训练之前要求儿童具备以下几种学习能力：能够安静地坐下来；对训练者有一定的专注力；能够听从简单的指令，配合训练者做事情；建立模仿的意识。

[操作方法] 发音训练对于儿童来说是一个困难的学习领域，训练前一定要做好充足的准备。利用应用行为分析（applied behavior analysis，ABA）中强化和塑造的原理，塑造儿童能够坐下来，对训练者有一定的关注能力，能够听懂并执行常用的简单的指令，例如：请坐、坐好、看我、这样做，具备一定的理解能力更有利于儿童与训练者的配合。

模仿是儿童学习探索世界的基础能力，有了一定的参照和模仿能力就有了自然习得技能的能力，对于发音训练同样很重要。模仿能力先从大动作模仿、精细动作模仿、精细操作训练介入，再到口舌部位的模仿，有一个由易到难的渐进的过程。

众人皆知语音一般在呼气时发出，是由气流和声带的相互作用而产生的，气流的强弱变化与声音的响度和语音的清晰度有着密切的联系。由此可见，运动训练对发音有很大的帮助，运动量大，肺活量就会提高，气流就会增强，所以在发音训练时要辅以运动训练，如跑、跳、蹲下-起立、爬等。

虽然儿童还没有生成语言，但也要在多个场景中给其丰富的语言刺激（进行大量旁白），为儿童创设多看、多听、多接触、多参与的语言环境。例如：在生活场景中，桌子上摆放着饼干，当儿童的眼睛盯着饼干伸手想拿的时候，为其描述"饼干""吃饼干""圆形的饼干""好多饼干啊"；对儿童感兴趣的人物或事物进行描述，为其描述人物的名称、动作、五官、衣着、神情等，描述事物的名称、属性、特征、状态等。当儿童兴致勃勃地看动画片或故事书时告诉他"他是喜羊羊""灰太狼哭了""喜羊羊在刷牙"；看到天花板上的灯亮了对其说"灯亮了"，摸到软软的毛毛球玩具，告诉儿童毛毛球"软软的"；厨房里飘出香喷喷的红烧肉的气味时，夸张地皱着鼻子做出闻的姿态"香香的"。对儿童感兴趣的活动进行描述："泡泡""吹泡泡""泡泡没有了""哥哥在吹泡泡"。在儿童所进行的事件中，当儿童在练习跳的时候，儿童边跳，训练者边说"跳"，帮助儿童理解动作的名称；边唱歌边做动作给儿童看，"小猪吃得饱饱，闭上眼睛睡觉……"用动作表示肚子吃饱的状态，假扮睡觉的动作。这些既训练了儿童关注他人的言行，又给了儿童很好的语音刺激。描述儿童自身的机体变化，夏天天气很热，儿童活动后口渴了，对儿童说："口渴了，要喝水。"

[注意] 当儿童看着训练者的时候或引起儿童注意的情况下，训练者才能进行告知和描述，也要依据儿童对语言的理解能力决定句子的长度和语义的深度，所告知和描述的语言要言简意赅，多反复，抓重点。

训练项目：发音训练的准备工作——脸部口部按摩

[训练目标] 由于儿童脸部口部肌张力过低，致使肌肉松弛，常流口水。肌张力过高，导致肌肉僵硬。肌张力过高或过低都影响儿童对脸部肌肉的控制和协调能力。通过对儿童脸部、口部肌肉按摩促使其更好地提升肌张力。

[材料] 按摩球、软毛刷。

[操作方法] 很多儿童因触觉敏感，不喜欢手指触摸脸部与口部三角区。所以一定要在儿童情绪愉快的情况下进行，可先轻轻触摸儿童的手部和胳膊，如儿童不拒绝，才可触摸脸部和口部。在按摩的时候可播放轻松舒缓的音乐，让儿童更加放松，儿童的手里还可以拿着自己喜欢的东西。

1. 脸部按摩

（1）将双手的示指（即食指）、中指、无名指并拢放在儿童的耳部，遍及整个脸部由内向外，再由外向内轻轻转揉。

（2）用双手拍打儿童脸颊，力度要轻柔，如儿童能够接受，力度可适当加重一点，也可轻重交替。

（3）将双手放在儿童脸颊两侧，由内向外，再由外向内轻轻按压，当由外向内按压到口部时，最后一下可用手掌的下部把儿童的嘴挤成圆形。

（4）用按摩球、软毛刷按摩轻刷儿童的脸部。

[注意] 按摩时手的力度和时间的长短视儿童的接受情况而定。

2. 口周按摩

（1）将双手的示指和无名指放在嘴角两侧按顺时针或逆时针揉搓。

（2）将双手的示指和无名指放在嘴角两侧交错垂直揉搓。

（3）沿唇边环形按压、挤压。

（4）将双手放在嘴角两侧，将嘴巴挤压成撅唇状，再展开到原位，反复进行。

（5）用按摩球、软毛刷按摩轻刷儿童的口部周围。

[注意] 按摩时手的力度和时间的长短视儿童的接受情况而定。

[扩展项目]

1. 自然开合嘴巴：一张一合，锻炼嘴巴的开合度，反复进行。

2. 咀嚼不同质地的食物：儿童不能总是吃流食，当儿童吃有一定硬度或粗纤维的食品时，可以加强构音器官的活动力度和灵活性；咬较大的食物可以练习颌骨关节打开，有利于改善讲话口齿不清的问题。

训练项目：发音训练的准备工作——呼吸训练

[训练目标] 语音一般在呼气时发出，当气流经过声门引起声带振动就会发出声音。有的儿童不会协调言语呼吸，甚至不会呼气、吸气，即使口型模仿正确，也不会有声音发出来。呼吸训练主要培养儿童深吸气（可快可慢）、慢呼气。吸气要足，呼气要均匀持久。气流的强弱变化与声音的响度和语音的清晰度有着密切关系。

[材料] 纸条、哨子、吸管、蜡烛等。

[操作方法]

1. 借用躯体辅助进行深呼吸训练

（1）训练者坐在儿童对面，用一只手的示指和拇指捏住儿童的鼻子，用另一只手捏住儿童的嘴巴（针对不会闭嘴巴的儿童），持续约 5 秒（可通过数数来计算），迅速放开手指，让儿童自主做深呼吸，可反复做 3~5 次。憋气的时间长短要视儿童的反应而定。

（2）针对会闭嘴巴的儿童，训练者用一只手的示指和拇指捏住儿童的鼻子，持续约 5 秒（可通过数数来计算），迅速放开手指，让儿童自主做深呼吸，可反复做 3~5 次。憋气的时间长短要视儿童的反应而定。

2. 可采用活动的方式来训练

（1）先蓄气后呼气：吹蜡烛、纸条、风车、乒乓球、羽毛等。这些活动都依从了儿童的兴趣特点，例如：纸条的瞬间飘动、风车的旋转、羽毛的飞舞，都是儿童感兴趣的。如果儿童能够自如地呼气吸气，而且口部模仿很好，训练者就可以通过让儿童模仿的方法来完成活动。如果儿童只具备口部模仿的能力但不知道要呼出气来，那么就在儿童许可的情况下，训练者可以往儿童的手、胳膊等身体部位上吹气，让其知道要有气呼出来。

（2）先蓄气后呼气：用吸管吹水、喝饮料，吹口哨，吹口琴。当把吸管、口哨、口琴放入儿童嘴里时，往往会出现咬嗜的问题。训练者就要训练儿童用嘴唇夹住物体的能力，可以让儿童夹干净的纸片、夹吃的东西。

（3）还可以让儿童通过闻花香、闻饭香、闻榴莲的等气味来体会蓄气，之后再使用（1）和（2）中提到的吹纸条、吹蜡烛或者吸管吹水等适合孩子的呼气方法，练习慢慢地呼气。

[注意] 强调慢慢呼气，教儿童有蓄气的意识，吸气后不要马上呼出。

3. 扩胸运动：用来扩大肺活量。儿童立正站好，前臂弯曲平放胸前，手心向下，向后扩胸，同时吸气。

[注意] 控制呼吸，调控气息。

4. 声气结合训练：儿童不会将气流和声音结合起来，在发送气音时要么有声无气，要么有气无声。

（1）深吸气，连续发长音"a——"，深吸气，然后连续发出"ba\ba\ba\ba"或"pa\pa\pa\pa"等易发的开口送气音。

（2）深吸气后（快速）连续数数"1、2、3、4、5……"直到一口气数完为止。逐渐延长一口气呼出的时间，一次数得越多越好。

[注意] 平时在儿童说话时，也要强调他们正确的停顿和换气。

训练项目：发音训练的准备工作——构音器官训练

[训练目标] 构音器官包括唇、舌、齿、腭等，在发音时由于口部的自由开合，舌的自由升降、伸缩，唇部的自由展开或撮圆，使口腔形成不同形状的共鸣器，气流通过时即发出不同的声音。发音时这些器官位置和形状的改变，会引起共鸣腔的变化，从而发出不同的语音。所以教会儿童正确的口舌部动作模仿至关重要。锻炼口舌运动的力量和灵活性，为正确的口型、舌位打好基础。

[操作方法]

1. 唇部训练

（1）唇的张合练习：闭双唇，张口（尽量张大），再闭双唇，张大口，反复进行。

（2）咧唇训练：将嘴角尽量向两侧展开，放松，再展开，放松，反复进行。

（3）圆唇训练：撮圆嘴唇，双唇呈字母"O"形（越圆越好），放松，反复进行。

（4）咧唇圆唇训练：把咧唇、圆唇两个动作连起来反复做。

（5）咂唇训练：闭双唇，口唇呈半张开状态，迅速闭合，迅速半张开，可以发出震动声，反复进行。

（6）打嘟噜：闭紧双唇，用力使双唇连续震颤。

2.舌部训练

（1）伸舌训练：将舌头最大限度地向外伸，然后再缩回，一伸一缩，反复进行。

（2）上位舌训练：口型保持张开，舌尖用力抵上颚，反复进行。

（3）下位舌训练：口型保持张开，舌尖用力抵下牙床，舌体前伸，反复进行。

（4）摆舌训练：舌头伸出左右摆动至唇角，反复进行。

（5）咬舌训练：轻咬舌面，从前至后，从后至前，反复进行。

（6）顶舌训练：舌尖用力顶左右腮，越鼓越好，反复进行。

（7）舌尖舔上下唇：用舌尖舔上下唇，反复进行。

（8）舔牙床：用舌尖舔上下牙床，反复进行。

（9）翘舌训练：口型保持张开，舌尖尽量上翘，持续2~3秒。

（10）卷舌训练：舌体两侧卷起，通过双唇之间前伸，反复进行。

（11）弹舌训练：舌尖翘起再弹出，有声音发出，反复进行。

[注意] 给舌部做辅助很难做，这就要求儿童有很好的配合和模仿能力。

3.唇齿训练

（1）叩齿训练：上下牙齿对齐相叩，反复进行。

（2）上齿咬下唇：将上齿轻咬下唇。

训练项目：发音训练的准备工作——发音器官训练

[训练目标]有的儿童口型模仿正确，而且有气流呼出，但是发出的音是清音，气息很微弱，这源于发音时声带未能产生振动。儿童能随意发音，但是听起来是一种尖声，这源于声带振动不正常，声带过于紧张。通过训练一部分儿童能够使用声带发音，也会较好地控制声带。

[操作方法]

1. 借助辅助手段按摩：一手轻托儿童的下巴，将下巴仰起，而后用另一只手轻拍或者抚摸儿童的脖子。

2. 借助感知觉的参与：如训练者发音时可以让儿童用手触摸训练者的声带来体会发音时声带的振动。

训练项目：发音训练的准备工作——发音协调能力训练

[训练目标] 对儿童进行声带、呼吸，以及口、舌、鼻等器官进行协调性训练，使儿童体验并掌握发音部位及方法，从而培养儿童正确发音的习惯。

[操作方法]

1.四声练习：例如，"ā""á""ǎ""à"，反复练习。

2.鼻音练习：闭唇发"m"，发音节"ma""mo""mi"等。

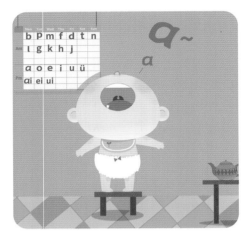

发音协调能力的训练

语 音 模 仿

训练项目：模仿发音

[**训练目标**] 儿童能否模仿发音。

[**材料**] 压舌板、纸条、镜子等辅助发音的工具。

[**操作方法**] 对于不会发任何语音的儿童，发音模仿应从开口单元音（a\o\e\i\u\ü）入手训练。因为单元音发音时气流不受阻碍，口型不发生变化，难度最小。

对于能发语音，但属于无意识发音的儿童进行语音训练时，从无意识发音中选择发音频率最高的音介入训练。训练者每天都要记录儿童的无意识发音，进行归纳整理，选择发音频率高的音在辅助下练习。

例如，发"a"的音。儿童和训练者面对面坐，先引起儿童注意后训练者示范发音，张大嘴巴发"a"，让儿童来模仿，也可以使用压舌板轻轻把儿童的舌尖往下压或往后推，使其嘴巴自然张大，嘴张大时发"a"的音。

训练者也可在日常生活场景、游戏活动中塑造儿童模仿发音。例如：托马斯火车是儿童最喜欢的玩具，训练者可控制在手里，一边开动一边用夸张的嘴型发"呜——"让儿童来模仿发音。

[**扩展项目**] 例如：发"u"的音。训练者先引起儿童的注意，训练者示范发"u"音，示范时口型要正确夸张，然后立即用5个手指把儿童的嘴巴撮成圆形，达到最圆的状态为好。强化儿童在嘴被撮成圆形保持不动时发"u"的音。根据儿童的发音进展情况，训练者的辅助等级要随之变化，由全躯体辅助到半躯体辅

助或到示范辅助，给儿童能够独立模仿发音的机会。例如发"p"的音，训练者先引起儿童注意，然后示范发音，发音时训练者拿起纸条放在嘴巴前，因发"p"的音，除阻时声门不闭，从肺部会呼出一股较强气流，所以纸条会飘动。用视觉支持提示儿童发音时要有气流呼出。

模仿发音首先要遵从行为动量，由易到难；其次要参照模仿发音的梯度，由单音模仿（"a""o""e"）到单音转换"a—i""b—a"，由单音转换到单音节的叠音模仿"bà—ba""mā—ma"，由叠音模仿到双音节的词语模仿"mù—mǎ""bān—mǎ"。

训练项目：模仿双音节词

[训练目标] 能够模仿更多的双音节词。

[材料] 日常用品或卡片。

[操作方法] 训练者要把儿童会发的单音节进行组合，组合成双音节词来教儿童仿说。如儿童会仿说"mǐ""fàn"两个单音节，组合成"mǐ fàn"这个双音节词。引起儿童注意后，训练者说"mǐ fàn"，儿童仿说"mǐ fàn"。训练者也可拿着米饭的图片来教授，这样就做到了音义结合，帮助儿童加强认知，也为儿童进行命名的学习奠下了基石。本项目如果难易度把握不准确很容易造成儿童逃避学习或激发出情绪问题。

[扩展项目] 这个阶段儿童能够模仿25个词汇，例如："饼干""打开""喵喵"等。

视 觉 表 现

训练项目：视觉追踪

[训练目标] 提高视觉追随的能力，训练视觉跟随以及视觉的灵活度。

[材料] 选择儿童喜欢的物品。

[操作方法] 训练者在吸引儿童注意力后，拿出儿童喜欢的物品，在儿童正前方左右晃动，晃动的速度不能太快，保证儿童能够很好地追随这个物品时，训练者可以将该喜欢物品左右、上下晃动，由近至远、由低到高、由前到后地引导儿童目光能够更好地追随该物品。

[扩展项目] 抓借助阳光反射在镜子上显现出来的亮点，踩太阳光下训练者或儿童自己的影子，晚上关灯后踩手电筒打在地上的灯光，抓吹出的泡泡……

训练项目：配对

[训练目标] 提高视觉辨别能力，训练儿童能把相同的物品或图片放在一起。

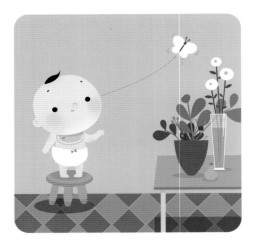

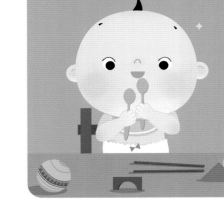

视觉追踪　　　　　　　　　　　　　　　配　对

[**材料**] 相同的日常用品（如：两把同样的小勺），或相同的日常用品图片。

[**操作方法**] 这类训练从实物与实物的配对开始。训练者将一把小勺摆放在桌子上靠近儿童的位置，举起另外一把勺子，获取儿童注意力后，说："把一样的放在一起。"训练者立即手把手辅助儿童把手中的勺子与桌子上的勺子放在一起，并口头表扬，说："你真棒，把一样的放在一起了。"随着儿童能力的不断提高，训练者应逐步撤除辅助，促使儿童可以独立完成。当儿童完全掌握此类学习项目后，可以增加另外一个物品，如牙刷。加入的物品与学习物品间摆放的位置要由远至近，如：小勺放置在桌子中间靠近儿童的位置，牙刷放在远离儿童的桌子一角，重复之前的训练环节（从训练者辅助儿童完成至儿童可以完全独立地完成）。当儿童完全掌握后，可以不断把两个物品的距离靠近，直至并排放置，儿童仍然可以准确配对。之后的教学，可以不断增加物品的种类，让儿童学习两种以上的物品或图片配对。

[**扩展项目**] 物与图配对、图与物配对、图与图配对等。

训练项目：拼单个拼图

[**训练目标**] 提高视觉能力，训练儿童拿起拼图嵌入到与其相对应的位置。

[**材料**] 单个拼图。

[**操作方法**] 训练者把单片拼板放到桌子上，取出拼图中所有的拼块掌握在训练者手中，拿出其中一块吸引儿童注意力，训练者提前把所要放置的这块拼图的位置展示在儿童面前，训练者说："把拼图拼好。"训练者立即辅助儿童把拼图放在相应的位置上，儿童把拼图放好后，立即给予表扬，说："你放对了，真棒。"以上训练重复多次。训练者应逐步撤除辅助，促使儿童可以独立完成。根据儿童

实际情况，可以增加拼图的数量，让儿童来拼。如果儿童不能放在相应的位置上，训练者要及时给予辅助或者提示，直至儿童能够独立地将所有的拼图都放到相应的位置上。

[扩展项目] 各式各样的单片拼图。

训练项目：能将对应的3块形状块放进形状箱里

[训练目标] 提高视觉能力，训练儿童的观察能力和能将对应的形状块从正确的位置放入形状箱。

[材料] 形状箱。

[操作方法] 训练者把形状箱放在桌子上，从形状箱里面取出其中的一块积木（例如：圆柱形积木），然后拿着这块积木（圆柱形）吸引儿童注意力，训练者提前找好积木（圆柱形）所对应的位置，展示在儿童的面前。训练者说："把圆柱形放进去。"然后，训练者辅助儿童把这块积木（圆柱形）放进对应的形状箱里。儿童放好后训练者说："放对了，真棒！"训练重复多次。训练者应逐步撤除辅助，促使儿童独立完成。根据儿童实际情况，训练者可以增加放进去的形状块的数量，重复多次，直至儿童能够将所有的形状块都独立地放进形状箱里。

[扩展项目] 智力球、形状屋、套圈。

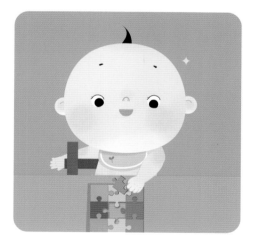

单片拼图

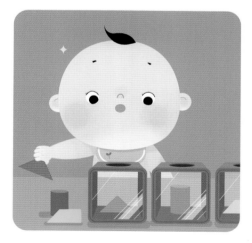

将对应的形状块放进形状箱里

动 作 模 仿

[**训练目标**] 调动儿童的模仿动机，提升社会注意力，增进身体各部位肌肉和神经的控制能力，促进学习能力的发展。

训练项目：模仿大动作

[**训练目标**] 提升儿童对训练者的关注，学习最初的动作模仿。

[**材料**] 强化物（如：山楂片）。

[**操作方法**] 训练者提前将儿童喜欢的山楂片分成若干小片，与儿童面对面坐好。训练者出示其中的一小片山楂片放在自己的眉心位置，吸引儿童的注意力后（把山楂片隐藏起来），说"这样做"，同时示范"拍自己大腿"的动作，立即手把手辅助儿童拍自己的大腿，马上给予山楂片，并同时口头表扬："做对了，真聪明！"短暂间歇后，重复以上环节。根据儿童的进步情况，逐步由手把手的辅助模式淡出为半躯体辅助（如：抬一下儿童的手腕），直至完全撤出辅助，促使儿童可以完全独立完成。

[**扩展项目**] 拍手、拍肚子、拍桌子、跺脚、起立、拍拍肩膀、摸摸膝盖、摸摸小脚、举手、跳一跳等。

训练项目：模仿对物品的操作

[**训练目标**] 提升儿童的注意力和对物品操作的模仿能力。

[**材料**] 强化物（如：葡萄干）、积木、收纳盒。

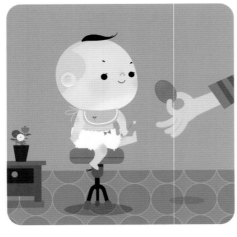

模仿大动作

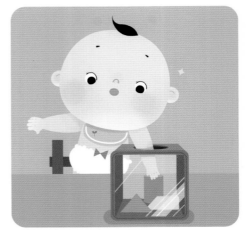

模仿对物品的操作

[**操作方法**] 训练者出示儿童喜欢的葡萄干放置在自己的眉心位置，吸引儿童的目光对视后说"这样做"，同时拿起积木放入收纳盒中，立即手把手辅助儿童模仿做同样的事情，完成后马上给予葡萄干，并口头表扬："好极了！"重复以上环节。随着儿童的进步，逐步由手把手的辅助撤出，只辅助儿童拿到积木或只触动孩子的胳膊提示他去拿到积木，直至完全撤除辅助，儿童可以完全独立完成。

[**扩展项目**] 模仿敲打、模仿摇沙锤、模仿推汽车、模仿搭高积木、模仿挤压软的橡皮玩具等。

训练项目：在自然情境下自发进行动作模仿

[**训练目标**] 提升儿童在自然情境下的模仿能力。

[**材料**] 软橡皮／塑料玩具（可以通过挤压吸入或喷出水）、洗脸盆／其他水容器、水。

[**操作方法**] 训练者事先准备好放有水的容器（洗脸盆）和孩子经常玩耍的橡皮或软塑料玩具（通过挤压可以吸入或喷出水）。训练者用夸张的动作、声音及表情引起孩子注意，拿起一个塑料玩具放入有水的洗脸盆内，希望孩子可以自发进行模仿，逐个将玩具扔入水中。不断重复以上操作，使儿童在玩耍中得到快乐。

训练者继续用夸张的动作和声音吸引儿童，不断挤压橡皮玩具，尤其在用玩具喷出水时引起儿童关注，促进幼儿自发模仿。

玩耍一段时间后，训练者仍然用夸张的动作和声音从水中拿出一个清洗好的玩具扔进事先准备好的玩具容器，希望儿童自发模仿把洗好的玩具逐个捡出。

一般来说，儿童有一个从被动模仿发展为主动模仿的过程，初期需要训练者通过对儿童的观察了解，把握儿童喜欢的物品与活动，在吸引儿童跟随模仿的整个过程中，以夸大的肢体动作、不断变化的声音和极为丰富的表情，使儿童感受

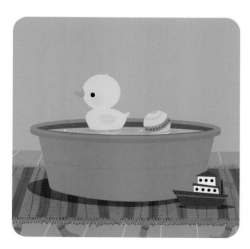

在自然情境下自发进行动作模仿

到极大的乐趣，使所操控的物品、玩具或活动本身充满诱惑力，促进儿童主动地跟随模仿。

[**扩展项目**] 模仿打开光电玩具的开关、模仿把物品扔进收纳箱、模仿把球扔进球池、模仿把玩具保龄球砸倒……

粗 大 动 作

训练项目：抬头

[**训练目标**] 提高身体的协调性与平衡能力，训练颈椎及胸、背的肌肉力量。

[**材料**] 儿童喜欢的玩具。

[**操作方法**] 训练者先将儿童仰卧在床上的姿势转变为俯卧在床上的姿势，然后训练者辅助儿童两臂屈肘手心向下支撑身体，辅助者在儿童正前方一边不断地呼唤儿童的名字，一边利用儿童最喜欢的玩具吸引儿童抬头。同时还可以在儿童的左边或者右边不断呼唤儿童的名字，利用儿童最喜欢的玩具吸引儿童抬头。根据儿童实际情况可以增加抬头的数量与时长。

训练项目：翻身

[**训练目标**] 提高身体的协调性与灵活能力，训练头颈、腰腹以及下肢的配合能力。

[**材料**] 爬行垫 2 块。

[**操作方法**] 儿童仰卧在垫子上，训练者辅助儿童的胳膊推向左侧，训练者

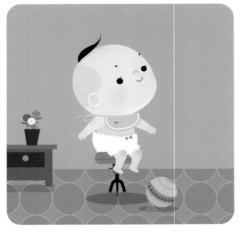

抬　头

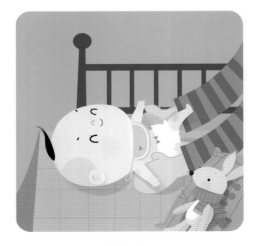

翻　身

一手推背部轻轻将儿童从仰卧翻身成俯卧姿势，停半分钟后再帮助儿童翻回成仰卧姿势。训练者要注意动作轻柔，在帮助儿童翻身的同时，嘴里不断地说："翻身。"当儿童仰卧时，训练者将儿童喜欢的玩具放在儿童的身体的一侧，引逗儿童从仰卧的姿势翻成俯卧姿势，翻成俯卧姿势时要使儿童拿到玩具。经过多次练习，训练者应逐步撤除辅助，促使儿童可以独立完成，为将来爬行打下基础。

训练项目：坐姿转动躯干触摸玩具

[训练目标] 提高身体的协调性与平衡能力，训练身体的灵活性和肢体的控制能力。

[材料] 玩具。

[操作方法] 训练者让儿童坐在地上，训练者与儿童面对面拿着玩具引导儿童，训练者辅助儿童用双手或者单手来触摸玩具，训练者拿的玩具高度要适中，先从儿童身体的正面开始让儿童拍打玩具，重复多次后，训练者应逐步撤除辅助，促使儿童可以独立完成。训练者可以改变玩具的方向，从左到右、由上到下、由前到后，让儿童能够灵活地转动身体去触摸玩具，在拍打玩具的时候尽量让儿童能够拍打到玩具。

[扩展项目] 坐着转圈、坐在地上拍打悬挂在空中的玩具。

训练项目：手脚膝盖着地爬行

[训练目标] 提高身体的协调性和支撑能力，训练手、腿、脚和躯干的配合能力和大肌肉的力量。

[材料] 儿童喜欢的物品、矿泉水瓶若干。

[操作方法] 训练者准备一些儿童特别喜欢的物品，放在儿童的远端，训练者

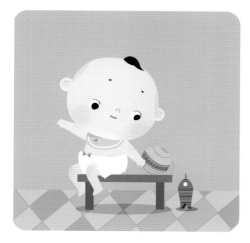

坐姿转动躯干触摸玩具

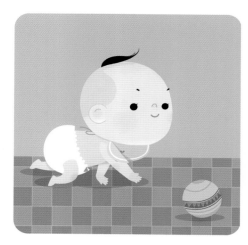

手脚膝盖着地爬行

站在儿童的后面辅助儿童。训练者辅助儿童双手着地，膝盖着地，双手双膝交替地爬行，爬到儿童喜欢的物品处。重复多次后，训练者应逐步撤除辅助，促使儿童可以独立完成。当儿童能够独立爬行去找自己喜欢的物品时，便可以增加爬行的距离，逐渐撤掉喜欢的物品，能独立地听指令去爬行。当儿童爬得比较好的时候，可以摆放障碍物矿泉水瓶，矿泉水瓶之间的距离根据儿童实际情况来定。让儿童爬行绕过障碍物矿泉水瓶。训练者可以站在儿童前面引导儿童能爬行跟随训练者绕过障碍物，直至儿童能够独自爬行绕过障碍物。该训练可以重复多次，还可以让儿童倒退着爬行。

[扩展项目] 在柔软的地方爬行，爬过带有角度的坡爬过彩虹隧道。

训练项目：蹲下－起立

[训练目标] 提高身体的协调性以及下肢的肌肉力量，训练儿童能独立完成蹲下－起立的动作。

[操作方法] 训练者与儿童面对面站好，训练者双手抓握住儿童的双手，训练者辅助儿童蹲下－起立，逐渐地过渡到儿童能扶着栏杆蹲下－起立，然后儿童能蹲下来双手触地，然后还能起来。重复多次后，训练者应逐步撤除辅助，促使儿童可以独立完成，最终儿童能自如地蹲下－起立。根据儿童实际情况可以准备一些玩具放在地上让儿童能蹲着玩玩具。

[扩展项目] 捡拾地上的纸屑、捡拾散落在地上的玩具。

训练项目：荡秋千

[训练目标] 提高身体的平衡性以及上肢的肌肉力量，训练儿童控制自己身体的能力。

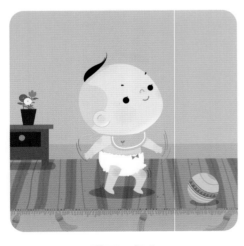

蹲下－起立

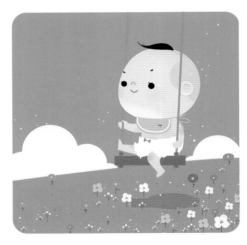

荡秋千

[操作方法] 训练者坐在床边或者椅子上两腿并齐下垂，儿童骑坐在训练者的脚上，双手拉住训练者的双手，训练者两腿直着上下晃动，儿童坐在训练者的脚上身体也随着上下颠动。根据儿童的情况可以增加晃动的幅度。

[扩展项目] 荡秋千、坐儿童凳子。

训练项目：站立

[训练目标] 提高身体的平衡性以及下肢的肌肉力量，训练儿童能控制支配自己的身体。

[操作方法] 训练者站在儿童的前面，儿童坐地上，训练者辅助儿童的双手放在提前准备好的高度大概与儿童腹部位置高的物体上，让儿童由坐的姿势变为双膝跪地然后转为单膝跪并站起来。重复多次后，训练者应逐步撤除辅助，促使儿童可以独立完成。最终儿童不用扶物体能独立站立。根据儿童实际情况可以增加儿童站立的时间。

训练项目：走

[训练目标] 在提高身体控制和协调能力的同时发展腿部力量，训练四肢与躯干的协调配合能力。

[操作方法] 训练者找一块平坦地，训练者帮助儿童站稳，用双手拉住儿童的双手，帮助儿童向前迈步。此时训练者慢慢向后退，边走边说"走"，并且夸奖儿童："走得很棒！"鼓励儿童能够大胆地向前迈步。根据儿童实际情况可以增加数量，重复多次后，训练者应逐步撤除辅助，促使儿童可以独立完成。

[扩展项目] 拉一只手走、扶棍走、单手扶杆走、手扶物体走、拉小车走。

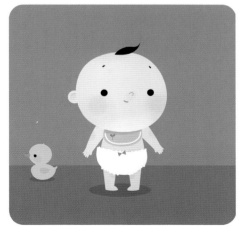

站 立

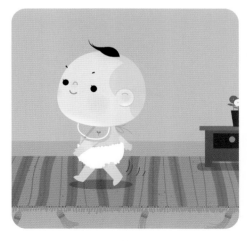

走

训练项目：钻圈

[**训练目标**] 提高身体的协调性与平衡能力以及躯干的灵活性，训练儿童能运用呼拉圈完成钻越、穿套等动作。

[**材料**] 呼拉圈 1 个。

[**操作方法**] 训练者把呼拉圈竖起来放在地面上与地面垂直，训练者辅助儿童低头引导儿童从圈里钻过去。重复多次后，训练者应逐步撤除辅助，促使儿童可以独立完成。儿童能独自钻过圈后，可以让儿童连续钻多个圈，还可以增加难度把呼拉圈立起放在坡道上，让儿童从呼拉圈里钻过去，也可以让儿童站在呼拉圈里，让儿童把呼拉圈从脚部逐渐经过身体最后从头上拿出来。

[**扩展项目**] 钻彩虹隧道、钻 50cm 高的栏杆。

训练项目：交替上下楼梯台阶

[**训练目标**] 提高身体的协调性与平衡能力，训练躯干与四肢的灵活性以及对躯体的控制力。

[**材料**] 楼梯台阶。

[**操作方法**] 训练者站在儿童后面，双手托住儿童的腋下，训练者辅助儿童双脚交替上下楼梯，儿童的右脚在平地上，左脚踏上第一台阶，然后右脚踏上第二台阶，左脚踏上第三台阶，以此类推。重复多次后，训练者应逐步撤除辅助，促使儿童可以独立完成上下楼梯台阶。训练者在辅助儿童上下楼梯的时候注意安全，避免滑倒。

[**扩展项目**] 横着上下楼。

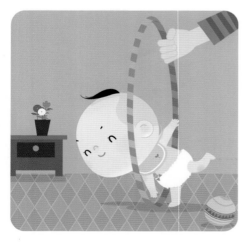

钻　圈

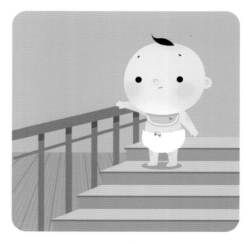

交替上下楼梯台阶

训练项目：坐在地上与别人互相推球

[**训练目标**] 提高反应能力、肢体灵活度和对空间的感知能力，训练儿童能根据规则推球以及轮流等待的能力。

[**材料**] 足球、篮球、大笼球、网球、乒乓球。

[**操作方法**] 训练者与儿童面对面坐在地上，距离 1m 左右。训练者把球推到儿童的面前，辅助者抓住儿童的双手将球推到训练者的面前。重复多次后，训练者应逐步撤除辅助，促使儿童可以独立将球推到训练者的面前，然后根据儿童的能力逐渐增加训练者与儿童之间的距离，同时还可以改变球的大小。训练者灵活移动位置，让儿童将球推向移动的训练者面前。

[**扩展项目**] 与多人互相交替推球。

训练项目：双手抱球走

[**训练目标**] 提高身体的协调性与平衡能力，训练儿童能将物品抱着走到指定位置。

[**材料**] 足球、篮球。

[**操作方法**] 训练者站在儿童的后面，训练者辅助儿童双手抱着球向前走，距离大概 10m。重复多次后，训练者应逐步撤除辅助，促使儿童可以独立完成。当儿童能独自抱着球走的时候，可以增设一些障碍物，让儿童抱着球走并能绕过障碍物。训练者在前面引导儿童，让儿童能跟随训练者绕过障碍物。重复多次后，训练者应逐步撤除辅助，直至儿童能抱着球能独自绕过障碍物。

[**扩展项目**] 抱着大玩具走、抱着布娃娃走。

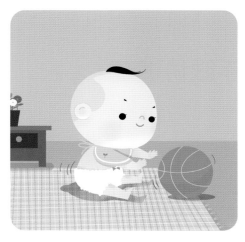

坐在地上与别人互相推球

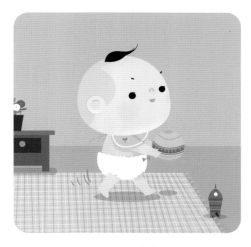

双手抱球走

训练项目：踢固定的球

[**训练目标**] 提高身体的协调性、身体的平衡性以及下肢的灵活性和腿部的肌肉力量，训练儿童单脚把球踢出去。

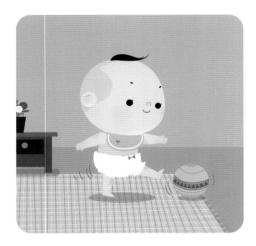

踢固定的球

[**材料**] 足球 1 个、球门 1 个。

[**操作方法**] 训练者在训练儿童将固定的球踢远时，首先应该让儿童学会单脚站立，训练者把足球放在儿童的前面，距离儿童的脚大概 10cm。训练者站在儿童的后面，训练者辅助儿童摆动左腿或者右腿然后用脚把足球踢出去。重复多次后，训练者应逐步撤除辅助，促使儿童可以独立完成，直至儿童能独立将固定的足球踢远。随着年龄增长还可以在儿童前面设置球门，让儿童把固定的足球踢到球门里。之后，逐渐增加儿童与球门之间的距离。

精细动作和手眼协调

训练项目：抓握物品放到指定位置

[**训练目标**] 提高手掌的抓握能力和手部操作能力。

[**材料**] 正方体积木若干。

[**操作方法**] 训练者辅助儿童用手掌抓握一个积木，放到指定位置。逐步撤除辅助，当儿童能够独立完成时，尚可增加操作的数量，并重复操作多次。

[**扩展项目**] 抓握苹果、抓握沙包、把指定的物品给某人等。

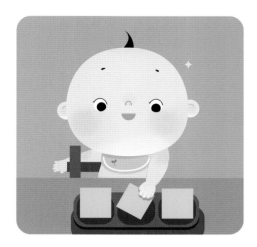

抓握物品放到指定位置

训练项目：推玩具车

[**训练目标**] 提高手部操作能力和手眼协调能力。

[**材料**] 大玩具车 1 辆。

[**操作方法**] 让儿童坐到地板上，训练者辅助儿童把玩具车推向某人或者某个位置，必要时可以从身后辅助儿童。当儿童能独立完成时，训练者要坐到儿童对面和儿童互动推车，同时根据儿童的反应能力，加入一些互动语言。

[**扩展项目**] 推球、小汽车游戏、滚瓶子游戏等。

训练项目：摇晃沙锤

[**训练目标**] 提高手掌的抓握能力和手部控制能力。

[**材料**] 沙锤两个。

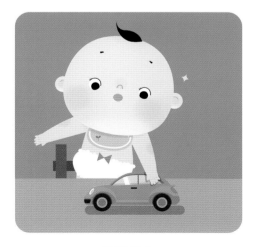

推玩具车

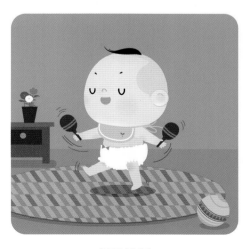

摇晃沙锤

[操作方法] 训练者辅助儿童用右手抓握沙锤，上下摇晃，重复操作多次，逐步撤除辅助，当儿童独立完成后再教儿童左右摇晃。当儿童完全掌握后，配上相应的律动音乐，将儿童学会的摇晃沙锤技能泛化到情境中。

[扩展项目] 摇拨浪鼓，摇小旗子、彩带，双手摇沙锤等。

训练项目：左右换手

[训练目标] 提高手掌的抓握能力和前臂的协调能力。

[材料] 沙包 1 个。

[操作方法] 训练者辅助儿童用右手掌抓住一个沙包，左手张开，把右手的沙包放到左手掌，然后辅助儿童右手张开，左手握紧沙包放到右手掌。重复操作多次，逐渐撤除辅助，直到儿童能够独立完成，并重复操作多次。

[扩展项目] 用毛巾擦手、玩积木、脱拽袜子等。

训练项目：敲小鼓

[训练目标] 提高手掌的抓握能力和双手的协调性及手部的肌肉力量。

[材料] 牛皮鼓 1 个，鼓槌 2 个。

[操作方法] 训练者把牛皮鼓放到儿童面前，说"敲小鼓"，并辅助儿童用右手拿起一支鼓槌敲一下，反复操作多次，逐渐撤除辅助。当儿童独立完成时，可以增加敲鼓的次数，并换左手操作，也可以左右手配合练习。

[扩展项目] 打地鼠、小锤敲木桩组、配着音乐敲小鼓等。

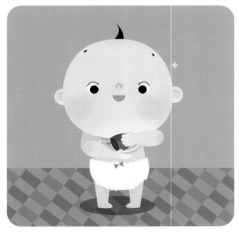

左右换手

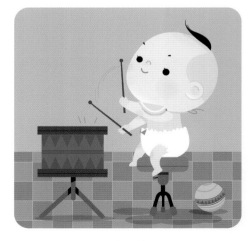

敲小鼓

训练项目：搭高积木

[**训练目标**] 提高手指操作的灵活性和手眼协调能力。

[**材料**] 正方体相同积木若干（刚开始大小要一致）。

[**操作方法**] 让儿童坐在桌子前，训练者辅助儿童用手指拿起一个积木，平稳放到桌子上，然后再拿起另一个积木放到前一积木上边。重复操作多次，当儿童能够独立完成时，尚可增加操作的数量，并重复操作多次。一般步骤为：①能将 2 块直径 10cm 大的积木搭起来。②能将 2 块直径 5cm 大的积木搭起来。

[**扩展项目**] 搭高楼、搭火车等。

训练项目：把瓶子里的小粒物品倒出

[**训练目标**] 提高手指操作的灵活性和手部协调控制的能力。

[**材料**] 敞口小瓶子 1 个、小豆子若干。

[**操作方法**] 训练者把若干小豆子放入敞口小瓶子中，不要瓶盖。训练者辅助儿童用手抓握瓶子，倒出小豆子到指定位置。重复操作多次，直到儿童能独立完成。根据儿童的能力，逐步培养儿童把小豆子倒入大盘子里。

[**扩展项目**] 倒水游戏、倒瓜子、倒糖豆等。

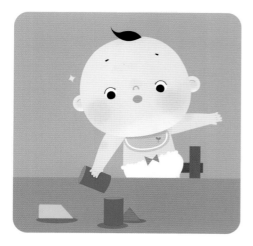

搭高积木

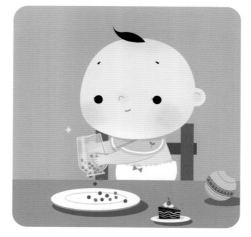

把瓶子里的小粒物品倒出

训练项目：容器中取物品

[**训练目标**] 提高手指的灵活性和手部操作能力。

[**材料**] 大敞口容器一个、积木若干。

[**操作方法**] 训练者把 2~5 个积木放进敞口的容器里，开始选择的容器要低，并且敞口较大，如饭盒之类。训练者辅助儿童把容器中的积木逐个捡到指定的位置，重复操作多次，直到儿童能独立完成，尚可增加数量，也可把积木换成珠子来操作。一般步骤为：①能从长 30 cm、宽 20 cm、高 10 cm 的容器里拿出物品。② 能从长 20 cm、宽 10 cm、高 10 cm 的容器里拿出物品。③ 能从长 10 cm、宽 10 cm、高 10 cm 的容器里拿出物品。④ 能从直径 10 cm，高 10 cm 的容器里拿出物品。

[**扩展项目**] 拿薯片、拿葡萄干、拿沙包等。

训练项目：捡拾物品到指定位置

[**训练目标**] 提高拇指与示指的灵活性和手眼协调能力。

[**材料**] 豆子若干。

[**操作方法**] 辅助儿童用拇指、示指捏住一颗豆子，放到指定位置（非容器）。重复操作多次，逐步撤除辅助，当儿童能够独立完成时，尚可增多操作的数量，并重复操作多次。

[**扩展项目**] 捡物品放到桌子上、捡积木、捡珠子、吃花生豆等。

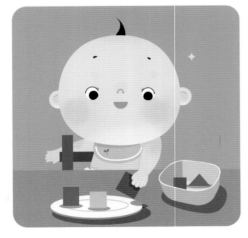

容器中取物品

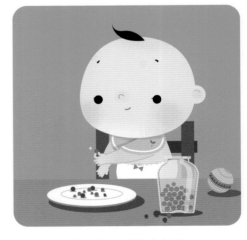

捡拾物品到指定位置

训练项目：手掌画

[**训练目标**] 提高手掌的灵活性和手眼协调能力及对图案的感知度。

[**材料**] 白纸若干张、儿童环保颜料、盘子一个。

[**操作方法**] 训练者把纸张放到桌子上，颜料挤入盘子里，辅助儿童用整个手掌蘸上颜料，随意拍在白纸上作画。重复操作多次，当儿童能够独立完成时，由白纸换为规定的图案，让儿童体验到完成作品的快乐，并寻找不同图案让儿童完成。

[**扩展项目**] 小手贴画、手掌墙等。

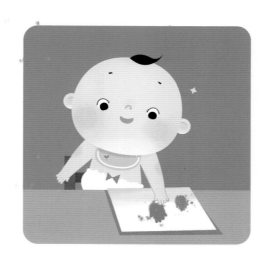

手掌画

独 立 玩 耍

训练项目：对玩具感兴趣 1

[**训练目标**] 增加幼儿对物品的兴趣，提升其对各种不同玩具的把握能力和独立操作能力。

[**材料**] 色彩鲜艳、安全、对各感官有刺激作用的各类玩具（如：彩色玩具架）。

[**操作方法**] 训练者放置幼儿喜欢的彩色玩具架在合适把握的位置，以夸张的动作、表情和声音吸引幼儿的注意力，同时手把手辅助幼儿用手或脚触动架子上的各种玩物，使它们晃动或发出声响。随着幼儿把玩能力的提高，逐步撤除辅助，

促进幼儿独立把玩并可以持续一段时间。

这类学习项目主要教学点在于引导幼儿对各种物品和玩具感兴趣，增加幼儿探索和把握玩具的能力。项目选择可以从色彩鲜艳、对各感官有刺激作用的玩具开始。逐步引导儿童对更多的玩具感兴趣，并增加其把握和操作能力。

[扩展项目] 幼儿健身运动架、音乐琴、各种色彩鲜艳的幼儿玩具等。

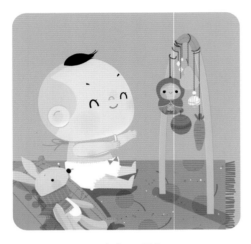

玩彩色玩具架

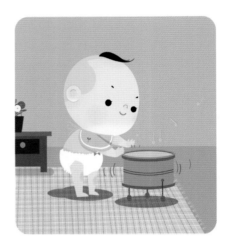

玩音乐手拍鼓

训练项目：对玩具感兴趣 2

[训练目标] 提升儿童对物品的操作及探索能力，扩展儿童对物品的把握和独立操作能力，增加儿童对不同类型玩具的兴趣。

[材料] 幼儿喜欢的娱乐性强的各类玩具（如：音乐手拍鼓）。

[操作方法] 训练者放置儿童喜欢的音乐手拍鼓，以夸张的动作、表情和声音吸引儿童的注意力，同时用手拍击小鼓，发出响声和光亮，然后动作突然停止，等待幼儿反应。如果幼儿不能做出正确的模仿，训练者可以手把手教幼儿拍击鼓面。不断重复上述过程，直至幼儿学会独立地拍击，并可以持续玩一段时间。

[扩展项目] 沙锤、拨浪鼓、小摇铃、套杯、套环、积木等。

训练项目：对玩具感兴趣 3

[训练目标] 提升儿童对物品的操作及探索能力，提高儿童对物品的独立操作能力，增加儿童对各类不同娱乐性玩具的兴趣。

[材料] 儿童喜欢的娱乐性强的各类玩具（如：闪光弹跳球）。

[操作方法] 训练者拿着儿童喜欢的闪光弹跳球，以夸张的动作、表情和声音吸引儿童的注意力，同时将闪光弹跳球扔到地上，使球发出亮光并在地上弹跳。几秒钟后训练者捡起球，放在儿童面前，观察儿童的反应，如果儿童不会玩耍，训练者可以手把手辅助儿童拿起闪光弹跳球把玩或扔到地上，同时给予夸张的动作和声音及表情，鼓励儿童再次重复。随着儿童能力的不断提高，训练者应及时撤除辅助，使儿童学会独立地把握，独立地重复捡起、扔出，并可以持续玩一段时间。

如果儿童开始对所有的玩具都没有兴趣，可以引入强化物（找到儿童喜欢的物品），把儿童喜欢的物品放置在训练者眉心的位置，吸引儿童注意力后，手把手教儿童双手捧起闪光弹跳球，扔到地上，立即给予儿童喜欢的物品和口头表扬作为强化，帮助儿童增加学习的动机。在这样的训练中，训练者应加入足够的夸张动作和声音，增加儿童对物品操控的兴趣。

[扩展项目] 彩色球、光电陀螺、光电毛毛球、光电小玩具及各种可以引起儿童兴趣的玩具及物品。

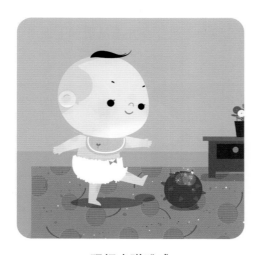

玩闪光弹跳球

训练项目：可以玩运动类的游戏 1

[训练目标]提升身体协调性和灵活性，提高儿童独立从事运动类游戏的技能。

[材料]适合幼儿活动的娱乐玩具（如：小拉车）、户外空地及幼儿娱乐场所。

[操作方法]儿童相对喜欢这类的活动和游戏，这样的活动可以在户外进行，如：拉小车。训练者手把手辅助儿童拉着小车前行，如果儿童手部力量不足，可以在绳索前端捆绑一个合适的把手，以降低儿童抓握的难度。随着儿童能力的不断提升，训练者应该及时撤除辅助，使儿童可以独立完成。在做这类活动的过程中，训练者应该注意不断加入新的活动内容，增加儿童对活动的兴趣。如：在车上装入不同的物品，从一个地点装上物品，运输到另外一个地点。训练应逐步使儿童喜欢这类活动，并可以独立玩耍一段时间。

[扩展项目]各类拉绳玩具、玩具运输车、玩具运沙车等。

训练项目：可以玩运动类的游戏 2

[训练目标]提升身体协调性和灵活性，提高儿童独立从事运动类游戏的技能，充分扩展儿童的兴趣范围。

[材料]适合幼儿活动的户外娱乐玩具（如：滑梯）、户外空地及幼儿娱乐场所。

[操作方法]儿童相对喜欢户外的这类活动和游戏，如：滑滑梯（小型）。训练者或家长的教学目标在于辅助他们掌握这些运动中所需要的相关技能，并在不足的环节给予支持和训练。训练者引领儿童在滑梯边排队等候，如果儿童还没有能力训练者独立走上滑梯，训练者可以从后面在儿童的腋下给予辅助。当到达滑梯上面训练者可以辅助儿童坐下来。在儿童从滑梯上面滑下来时，训练者应该注

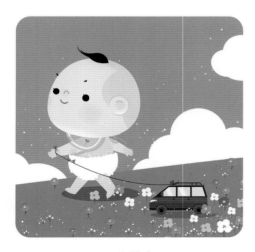

玩小拉车

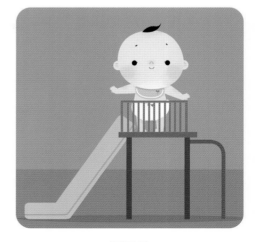

滑滑梯

意保护儿童的头部和腰部不受到伤害。随着儿童能力的不断提高和活动能力的增强，可以渐渐撤出辅助，使儿童逐步脱离成人，直至儿童可以自己完成一系列的动作，独立地玩滑梯。

[扩展项目] 荡秋千、骑旋转木马、追逐、跳跳床、玩海洋球、玩沙池、坐跷跷板等。

训练项目：可以玩因果类的玩具

[训练目标] 扩大儿童对玩具的兴趣，增强儿童对玩具的正确操作技能，享受玩玩具的过程中带来的快乐。

[材料] 各类因果类玩具（如：砸地鼠）。

[操作方法] 训练者用夸张的姿势和表情及声音，吸引儿童的注意力，拿起砸地鼠玩具中的锤子，用力砸下一个地鼠。训练者将小锤子递给儿童，手把手辅助儿童用锤子砸向一个地鼠，并立即给予夸张的口头表扬："哈哈，砸下去了，再砸一个！"随着儿童的进步，训练者逐步由手把手的辅助改为半躯体辅助，直至儿童可以独立操作。这类活动由于趣味性较强，玩玩具的过程就是一个非常好的自然强化过程，无须再用其他的强化物作为支持。

[扩展项目] 音乐琴、泡泡瓶、玩具木琴、形状箱、光电动物玩具、电控玩具车等。

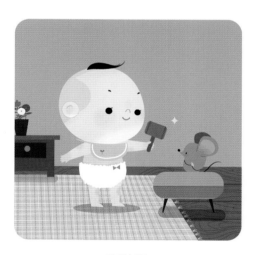

砸地鼠

社 会 交 往

训练项目：与训练者交流时有目光接触

[**训练目标**] 提高儿童目光对视能力，增加注意力，提升社会交往能力。

[**材料**] 儿童喜欢的物品或玩具（如：玩具汽车）。

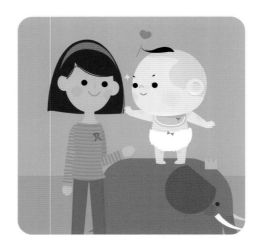

与训练者交流时有目光接触

[**操作方法**] 训练者拿起儿童喜欢的小汽车，放在眉心，当儿童与训练者目光接触时，立即给予玩具，并给予口语鼓励和表扬，说："看我了，真棒！"重复以上环节，直至儿童在提出需求时可以主动与训练者进行目光对视。对于功能比较高、有一定口语能力的儿童，当他们用口语提出要求时，训练者一定要注意要求儿童有目光对视，否则应该以沉默的方式等待或用其他方式吸引他们的目光。这样的训练，需要对接触儿童的所有人员有统一的要求。在训练时，训练者不必用过多的语言解释，没有回应的沉默、简洁的语言提示、掌控儿童喜欢的物品和不懈的坚持，都可以帮助儿童提升目光对视能力。对于没有口语能力，但有良好模仿能力的儿童，可以教他们用手语或肢体语言表达。对于有图片辨识能力的儿童，也可以提前制作与他们日常生活中常用物品相对应的图片，在儿童有要求时，教他们用图片做沟通。训练者把他们所要的物品放置在眉心位置，获得儿童的注意

力后，手把手辅助儿童拿起相应的图片，给予训练者，换取儿童想要的物品。重复以上环节，使儿童学会在提出需求时，先与交流者有目光接触，再给出相应图片，以"图片交换沟通"的方式得到自己想要的物品。为了达到训练的效果，训练者可以在日常生活中利用儿童所有有需求的机会，甚至故意制造障碍，如把儿童日常所需要的物品放置在儿童拿不到的地方，以增加儿童与他人沟通的机会。

[**扩展项目**] 日常生活中儿童所有有需求的环节。

训练项目：能够接受熟悉的人接触自己的身体

[**训练目标**] 帮助儿童建立与亲近的人发展亲密关系，从与成人的身体接触中得到快乐，并逐步发展这种互动，改善儿童与他人之间的游戏能力和社会交往能力。

[**材料**] 儿童感兴趣的物品、活动。

[**操作方法**] 对于不喜欢别人（或不熟悉的人）抱的儿童，可以把他喜欢的物品放置在高处。当儿童拿不到求助时，训练者抱起儿童拿到所要的物品，在自然的情境中增加儿童与熟悉的人有身体接触的机会。在教学训练中，训练者可以逐步增加有身体接触内容的活动，如：举高高、抱起来转一转……增加儿童与熟悉的人做活动（游戏）的兴趣，使儿童逐步适应与人做互动游戏和活动，并从中得到快乐。当儿童非常喜欢这类活动时，可以泛化到与其他人一起玩这类接触身体的游戏和活动，逐步使儿童从与他人的游戏活动中获得快乐。

[**扩展项目**] 抱一抱、转一转、骑大马、拉大锯、点芝麻等。

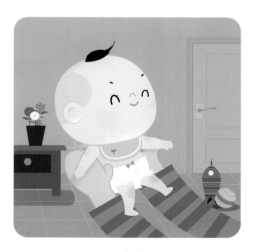

举高高

训练项目：可以听从并执行简单的指令

[**训练目标**] 增加社会交往技能，提高社会交往能力及与人的沟通能力。

[**材料**] 强化物、学习材料（如：仿真草莓）。

[**操作方法**] 训练者与儿童面对面坐好，在旁边（或与儿童之间）的小桌子上放置一个仿真草莓。训练者发出指令"给我草莓。"（用手语表达或出示"我要草莓"的图片），手把手辅助儿童把草莓递给训练者，立即给予强化物，同时给予口头表扬"太棒了！"不断重复以上环节，随着儿童的进步，训练者从手把手的辅助撤出为半躯体辅助，只在儿童的受阻环节给予支援，直至可以撤除所有的辅助，儿童完全独立完成。

[**扩展项目**] 按照指令完成日常生活中的简单动作、拿日常生活中的常用物品、把远处的物品拿给训练者。

训练项目：可以允许其他儿童靠近自己站或坐着一起玩平行游戏

[**训练目标**] 接受同伴靠近自己，可以坐（站）在一起玩各自的玩具（不发生互动），提升儿童关注同伴的能力。

[**材料**] 儿童感兴趣的玩具（如：沙盘/沙子、小铲子、小玩偶）。

[**操作方法**] 训练者辅助儿童和其他小朋友一起围坐（站）在沙子（沙盘）周围，一起玩沙子。开始时，儿童只要坐（站）在远离其他小朋友的位置，在同一个沙盘上玩就可以了。当儿童逐步适应同伴后，训练者可以辅助儿童逐步靠近小朋友，直至儿童可以允许小朋友靠近自己玩耍。

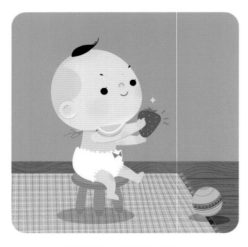

听从并执行简单指令

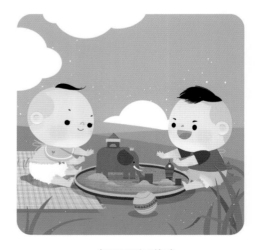

一起玩平行游戏

这类训练项目的训练，也包括多个儿童在同一房间内各自玩耍自己喜欢的玩具和物品，可以不出现互动和合作，但是训练者应该有意训练儿童，逐步允许其他同伴靠近自己，直至可以近距离玩耍同一类玩具，如：各自搭积木、各自玩同一类拼插类玩具……

[扩展项目]：玩水盘、米箱、游戏桌，围坐在一起玩各自的玩具等。

生 活 自 理

训练项目：用手拿着吃

[训练目标] 提高儿童生活自理能力，发展其独立进食的能力。

[材料] 小片饼干或者棒棒糖（儿童喜欢的固体食物）。

[操作方法] 训练者坐在儿童对面，把棒棒糖举到自己的眉心，当儿童和训练者有目光对视，或者儿童提出要求的时候，把棒棒糖放到儿童手中，让儿童自己拿着吃。如果儿童不能自己拿着吃，训练者及时辅助儿童用手指拿住一个棒棒糖，放到自己的嘴里。重复操作多次，逐渐撤消辅助，直至儿童能独立完成。

[扩展项目] 吃饭、分享食物等。

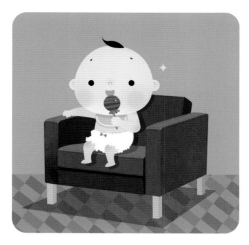

用手拿着吃

训练项目：如厕前有表示

[训练目标] 提高儿童生活自理能力，发展儿童如厕的技能。

教学地点：卫生间。

[操作方法] 训练者通过儿童的喝水量及其他因素，帮助儿童定好大小便的时间。每次一到时间，辅助儿童表达："尿尿""嘘嘘"或"拉臭"等（根据儿童语言能力，单字表达也可以），对于无语言的儿童可以用图片或者手势来表示，然后立即带着儿童使用卫生间，并及时给予强化。逐渐撤销辅助，直到儿童能主动表达。

[扩展项目] 各种情境下如厕前的表达、理解卫生间的功能、"我要某某"语句的表达等。

训练项目：用毛巾擦嘴

[训练目标] 提高儿童生活自理能力，教会儿童用毛巾擦嘴巴的技能。

[材料] 玩具娃娃、小毛巾。

[操作方法] 训练从帮助玩具娃娃擦嘴开始。训练者辅助儿童用右手拿起毛巾，完成给娃娃擦嘴的动作，重复操作多次，逐渐撤销辅助，直至儿童能独立完成。然后把这个技能泛化到生活中，每当儿童吃完食物时，对儿童说"擦嘴巴"，辅助儿童拿起毛巾或者纸巾把嘴巴擦干净，并给予一定的强化，逐渐撤销辅助，多在生活中练习。

[扩展项目] 用纸巾擦嘴巴、帮助其他小朋友擦嘴巴、擦擦汗、擦桌子、身体部位的识别等。

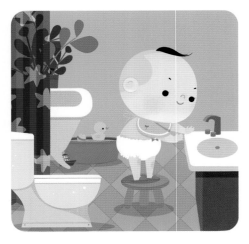

如厕前有表示

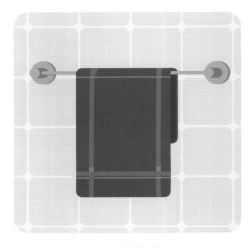

用毛巾擦嘴

训练项目：用吸管喝水

[**训练目标**] 提高儿童生活自理能力，发展儿童用吸管喝水的技能。

[**材料**] 奶瓶、带吸管的儿童杯子。

[**操作方法**] 先用带吸管的奶瓶（或鸭嘴的杯子）装水给儿童喝。当儿童可以用带吸管的奶瓶喝水的时候，换成带吸管的杯子，要求外露的吸管要稍短，软硬适中。如果儿童不喜欢喝水，可以先从用吸管喝奶或者果汁练起。开始时训练者先拿一个同样的带吸管杯子给儿童做示范，然后辅助儿童拿起杯子喝水。

[**扩展项目**] 喝酸奶、喝果汁、喝饮料等。

训练项目：将脱到脚掌部的袜子完全脱掉

[**训练目标**] 提高儿童生活自理能力，发展儿童脱袜子的技能。

[**材料**] 儿童袜子。

[**操作方法**] 训练者每次帮助儿童脱袜子，脱到脚掌部位的时候，训练者可以辅助儿童用手抓住袜子顶端把袜子拽下，从宽松的袜子练起。重复操作多次，逐渐撤销辅助，直至儿童能独立完成。

[**扩展项目**] 帮助玩偶脱袜子等。

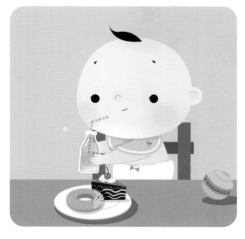

用吸管喝水

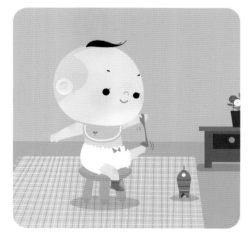

将脱到脚掌部的袜子完全脱掉

训练项目：坐便盆如厕

[**训练目标**] 提高儿童生活自理能力，发展儿童如厕的能力。

[**材料**] 坐便盆。

[**操作方法**] 对于小男孩来说，教他先学会坐，然后再站，由于大小便经常一起排出来，所以一开始应该先让这个年龄段的儿童在大小便的时候都坐下，这样他就能明白两者都应该在便盆里完成。坐便盆也是一种刺激，可以逐渐形成条件反射。训练者每天最好按时提醒儿童大小便，便盆位置要固定，使儿童形成习惯。冬天也可以在便盆中先放些温热水，防止太凉，不良刺激会抑制儿童排便。还要注意不要养成边拉边玩或边尿边玩的坏习惯，坐便时间不宜太长，如果儿童有进步要及时强化，好习惯需要慢慢培养。儿童不可避免地会出些小意外，如果一开始儿童没有成功，就一次一次地再试，跟学其他技巧一样，儿童用便盆越多，就能掌握得越好（如厕训练最好在天气暖和时开始进行）。

[**扩展项目**] 泛化各种环境便盆如厕等。

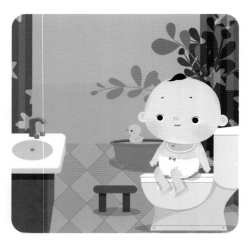

坐便盆如厕

18—30 个月

要　　求

训练项目：儿童能够要求不在视野范围之内的所需物品

[训练目标] 儿童能够在简单提示或者无任何提示的情况下主动提出要求。

[材料] 缺失的那一部分物品一定是儿童想要的物品。

[操作方法] 当儿童主动提出喝果汁的要求时，训练者只给其果汁，不给吸管。前期训练时可以给其语言提示"你要什么？"等 3~5 秒，如果儿童没有给予语言回应或回应错误，训练者要给其答案提示"吸管"，儿童跟随仿说。随着儿童能力的提升，训练者要逐步退出语言辅助，训练者也要变通问句"少了什么？"使儿童能够独立要求所欠缺的物品（"我要吸管"或"给我吸管"）。

[扩展项目] 当儿童要求拼小熊拼板的时候，只给其小熊的身体和脚，儿童要求要小熊的"头"。儿童能够在自然情境中，自主要求不在视野范围之内的至少20 个东西。

训练项目：儿童能够提出给自己带来快乐或帮助的活动中的动作要求

[训练目标] 儿童能够在"你想要我做什么"或者无任何提示的情况下提出自己想要的动作要求，以达到享受活动乐趣的需要。

[材料] 所要求的动作一定是儿童有强烈的动机需求。

[操作方法] 当儿童穿上鞋子想出去玩，走到门口时，训练者问："你要我做什么？"等待 3~5 秒，如果儿童没有给予语言回应或回应错误，训练者给予答案提示"开门"，儿童跟随仿说。随着儿童能力的提升，训练者要逐步退出语言辅助，给儿童独立要求的机会。

[扩展项目] 当儿童坐在秋千上，想要荡起来，他会要求说："推我。"当儿童想要成人举高高的时候，会要求说："举高高。"儿童能够在自然情境中，自主要求能够给自己带来快乐和帮助的动作要求至少 5 个。

训练项目：儿童能够提出由2个或以上字词组成的要求（不包括"我要"）

[**训练目标**] 儿童能够提出除了"我要"之外的多种要求，提要求时增加了句子的长度。

[**材料**] 自然情境。

[**操作方法**] 当儿童想看电视的时候要跟旁边的人说："打开电视。"如果儿童不能以正确的口语或方式进行表达时，训练者问："你要我做什么？"而后立即给予答案提示"打开电视"，儿童跟随仿说。随着儿童能力的提升，训练者要逐步撤出语言辅助，给儿童独立要求的机会。

[**扩展项目**] 当儿童想喝果汁时会要求说"倒果汁"；当儿童想玩玩具车时会要求说"玩玩具车"。儿童在1个小时的活动中至少能够提出5个由2个或以上字词组成的要求(不包括"我要")。

训练项目：在自然情境中能够自发地提出不同的要求

[**训练目标**] 儿童能在不依靠任何提示的情况下自发地提出不同的要求以满足自己的动机需要。

[**材料**] 自然情境。

[**操作方法**] 儿童想喝果汁时会要求说："倒果汁，"喝完后说，"还喝。"儿童想让爸爸背的时候说："爸爸背我，跑快点。"儿童排队玩滑滑梯的时候，会高兴地要求说："该我了。"儿童逛玩具店时会要求说："托马斯火车在哪里？"

[**扩展项目**] 儿童在30分钟的嬉戏玩耍中能够提出8~15个不同的要求。

训练项目：能够自发地提出10个新的要求

[**训练目标**] 确定儿童是否能从已有的语言技能（如命名、仿说）中，在自然情境中提出新的要求。

[**材料**] 自然情境。

[**操作方法**] 当一个儿童在吹风车时，被测试儿童会说："我要吹风车。"在此之前，儿童可能会命名、辨别风车，但从未要求过吹风车。

命　名

训练项目：命名自然环境中的一般物品

[**训练目标**] 学会命名更多的东西（命名一般不鼓励问问题）。

[**材料**] 自然环境。

[**操作方法**] 引起儿童的注意后，训练者指着鞋子说"鞋子"，儿童仿说"鞋子"。不断地反复训练，随着儿童能力的提升，训练者要逐步撤出语言提示。

[**扩展项目**] 儿童能够学会 25 个物品的命名。

训练项目：命名 3 种不同类型（大小、颜色、形状、图案等）的同一个物品

[**训练目标**] 学会泛化命名名词。

[**材料**] 收集 3 种不同类型的同一物品。

[**操作方法**] 对于学习认知命名能力弱的儿童可以先从配对训练介入，准备 3 种不同大小、颜色、形状的汽车，如：黄色的塑料汽车、蓝色的带门的汽车、黑色的小汽车。先学习辨别不同物品的能力，而后做命名训练。做命名训练时要遵从行为动量的原则，60% 的物品是儿童已认识的，30% 的物品是需要训练者给予半语言提示的，10% 的物品是儿童不认识的，例如准备了 6 种物品，分别是勺子、西瓜模型、杯子（儿童已认识的）、碗、牙刷（需要半语言提示能够完成的）、黄色塑料汽车（儿童所要学习的项目）。引起儿童的注意后，训练者呈现勺子，儿童说："勺子。"训练者立即给予社会性口语赞扬："真棒！"训练者再出示杯子，儿童说："杯子。"训练者给予社会性口语赞扬："说对了，真棒！"接下来训练者出示牙刷，并立即给予半语言提示"牙——"儿童回应"牙刷"。训练者给予儿童充沛的社会性口语赞扬："你好棒啊！"最后出示黄色的塑料汽车，立即给予全语言提示"汽车"，儿童仿说"汽车"。训练者给予其社会性口语赞扬的同时可以给其物质强化。随着儿童能力的提升，训练者要逐步撤出语言提示，不断地反复练习，直到儿童能够独立命名。

当儿童能够独立命名碗、牙刷、黄色的塑料汽车时，就可以加入对蓝色的带门汽车的命名训练，以此类推。

[**扩展项目**] 儿童能够学会 50 个物品的 3 种不同类型的命名。

训练项目：命名动作

[**训练目标**] 使用儿童在自然环境中遇到的一般的动作刺激，在被问到"我在做什么"的时候，能够命名。

[**材料**] 儿童在自然环境中遇到的一般的动作刺激。

[**操作方法**] 引起儿童的注意后，训练者做跳跃的动作，然后问儿童："我在做什么？"并立即给予语言提示"跳"。儿童仿说："跳。"反复训练，直到儿童能够独立回答，再泛化到其他人做同样的动作，要求儿童来回答。

[**扩展项目**] 当儿童熟练掌握此项技能的时候可以变化提问方式："你在做什么？""他（她）在做什么？"例如：提问一个在看书的儿童，"你在干什么？"要

求其回答"看书。"看到一个小朋友在拍球，可以提问："他在做什么？"要求儿童回答："拍球。"儿童能够命名 10 个动作，例如：站起来、坐下、唱歌、看（电视）、吃东西、喝东西、跑等。

训练项目：能够用动词 + 名词或者名词 + 动词的词组组合方式命名

[训练目标] 确定儿童是否能注意并能够用动词 + 名词或者名词 + 动词两部分组成的词组正确命名。

[材料] 使用儿童已经掌握的名词和动词。

[操作方法] 例如：当呈现一个跳动的毛绒玩具猴子时，成人问："你看见什么了？"儿童能回答"跳动的猴子"或"猴子在跳"。当一个儿童推着手推车，训练者问："他在做什么？"儿童能够回答："推车。"当儿童看见妈妈在笑，训练者问："妈妈在干什么？"儿童能够回答："妈妈在笑。"

如果儿童不能正确回答，就要给其语言辅助，直到自己能够说出来。

[扩展项目] 儿童能命名 50 个由动词 + 名词或名词 + 动词两部分组成的词组，例如：看电视、刷牙、洗脸、宝宝睡觉、妈妈看书、爸爸在喝水。

训练项目：测试能否命名 200 个名词或者动词

[训练目标] 确定儿童是否继续学习和保持新的命名。

[材料] 使用书、场景、卡片以及常见的环境和动作。

[操作方法] 例如，训练者举起一个面包，问："这是什么？"儿童回答："面包。"当一个宝宝在地上爬时，训练者问："他在干什么？"被测试儿童能回答："他在爬。"

语 音 模 仿

训练项目：仿说短语

[训练目标] 能够模仿更多的词汇、短语。

[材料] 日常用品或卡片。

[操作方法] 这个阶段的仿说除了加强儿童对更多词汇的仿说之外，还要学习对短语的仿说。训练者说："花开了。"儿童仿说："花开了。"训练者赞美儿童："说得很好。"

[扩展项目] "拍皮球""去睡觉""站起来"等。儿童至少能够仿说 90 个短语。

训练项目：仿说数字组合

[训练目标] 能够模仿数字组合。

[操作方法] 仿说一系列数字组合，训练者说"2、8，"儿童仿说："2、8。"赞美儿童："跟我说的一样，真棒！"

[扩展项目] 由仿说2个数字到3个数字"3、7、5"，再到4个数字"2、6、7、9"。

训练项目：仿说响度、语速和语调有变化的词或短语

[训练目标] 能够模仿具有响度、语速、语调有变化的词或短语。

[操作方法] 训练者和儿童玩大小声的游戏，训练者大声说："饼干。"儿童也要大声仿说："饼干。"训练者小声说："牛奶。"儿童也要小声仿说："牛奶。"训练者用低沉的语调说："过来。"儿童也要用低沉的语调说："过来。"训练者用尖声的语调说"过来。"儿童也要用尖声的语调说："过来。"训练者用较快的语速说："快点走过来。"儿童也要较快地说："快点走过来。"训练者用较慢的语速说："慢点走过来。"儿童也要用较慢的语速说："慢点走过来。"

[扩展项目] 儿童能够模仿多种语速和语调。

功能、特征、类别的听者回应

训练项目：呈现5种物品或图片（4种物品为非食品类或饮料类），训练者问："你吃__/喝__。"儿童能从中进行挑选

[训练目标] 确定如果不说食品或饮料的名称，儿童就能根据口头所说明的物品属性，来分辨食品或饮料。

[材料] 使用儿童喜欢的食品和饮料或相对应的图片。

[操作方法] 准备5种物品，1种为食品，4种为常见物品。例如：呈现袜子、球、牙刷、碗、苹果，训练者问："你吃___。"如果儿童不具备此项能力，训练者就要给予其躯体辅助（辅助儿童用示指指苹果）或姿势辅助（训练者伸出示指指苹果）。不断地反复训练，随着儿童能力的提升，训练者要适时撤销辅助，直至儿童能够独立完成。

[扩展项目] 准备5种物品，1种为饮料，4种为常见用品。例如：呈现牙刷、勺子、书、杯子、酸奶，训练者问："你喝____。"儿童能够指出"酸奶"。儿童能正确选出5种不同的食品或饮料。

训练项目：一组 8 种物品或图片，能在功能、特征、类别的听者回应填空中正确选择物品

[训练目标] 确定当训练者不说物品的名称，只描述物品的某一方面，儿童能分辨物品。

[材料] 挑选与儿童生活经历有关的能命名和进行听者辨别的物品或图片。

[操作方法] 在儿童最初学习阶段，只呈现 2 张图片，分别是椅子和香蕉。引起儿童的注意后，训练者提问："你爬 ___。"如果儿童不具备此项能力，训练者就要给予其姿势辅助（训练者伸出示指指出楼梯的图片）。不断地反复训练，随着儿童能力的提升，训练者要适时撤销辅助，直至儿童能够独立完成，再逐渐增加图片的数量，直至增加到 8 张图片，例如：椅子、香蕉、雨伞、陀螺、楼梯、鱼、球、剪刀，儿童能够正确选择。

[扩展项目] 还可以提问"你拍 ___（球）。""你转 ___（陀螺）。""你坐在 ___（椅子上）。""在水里游的是 ___（鱼）。""黄色的、弯弯的、能吃的是 ___（香蕉）。"

8 个物品，儿童能在功能、特征、类别的听者回应填空中正确选择物品共 25 种。

训练项目：一组 10 种物品、图片或者一本书，提问"什么""哪个""谁"的问题，儿童能够进行功能、特征、类别的选择

[训练目标] 不说物品名称，只描述功能、特征或类别，问"什么""哪个"或"谁"等问题，确定儿童可以分辨具体的物品。

[材料] 使用与功能、特征、类别的听者回应目标相对应的、已知的物品或图片。

[操作方法] 在儿童最初学习阶段，只呈现 2 张图片，分别是床和鸟。引起儿童的注意后，训练者提问："哪一个会飞？"如果儿童不具备此项能力，训练者就要给予其姿势辅助（训练者伸出示指指出鸟的图片）。不断地反复训练，随着儿童能力的提升，训练者要适时撤销辅助，直至儿童能够独立完成。训练者再逐渐增加图片的数量，直至增加到 10 张图片，例如：床、杯子、酸奶、西瓜、鸟、青蛙、自行车、水彩笔、雨伞、上衣。儿童能够正确选择。训练者还可以提问："你骑什么（自行车）？""谁会跳（青蛙）？"

[扩展项目] 例如，"你穿的是什么（衬衫）？""谁带你来学校的（妈妈）？""你要转哪个（陀螺）？"

儿童能从 10 个物品或一本书中，选对 25 种不同物品回应 WH（即谁、什么、哪里、哪个、什么时候）的问题。

训练项目：10 个物品（图片）一组，每个物品（图片）给予 3 种不同的描述，儿童能够选出该物品（图片）

[训练目标] 训练者用不同的语言描述同一件物品（图片）时，儿童具备刺激泛化的能力，选对相同的目标物品（图片）。

[材料] 使用与功能、特征、类别听者回应目标相对应的、已知的物品或图片。

[操作方法] 在儿童最初学习阶段，只呈现 2 个物品，分别为小狗的模型或飞机的模型。训练者提问"什么是动物？""什么汪汪叫？"还可以提问："什么有爪子？"儿童都要指出小狗的模型。如果儿童不能正确指认，训练者就要给予其姿势辅助（训练者伸示指指出小狗的模型）。不断地反复训练，随着儿童能力的提升，训练者要适时撤销辅助，直至儿童能够独立完成。训练者再逐渐增加物品的数量，直至增加到 10 个，儿童能够正确选择。

[扩展项目] 例如，呈现 10 张图片，提问"什么会飞？""什么有翅膀？""你坐什么去奶奶家？"儿童都要指出飞机的卡片。

10 个物品或图片，用 3 种不同的语言方式描述一个物品或图片，儿童应该能选出物品或图片共 25 种。

训练项目：在功能、特征或类别的听者回应回合中，能自发地命名物品

[训练目标] 呈现一系列物品并提问，确定儿童是否会命名该物品。这是互动语言行为发展中很重要的一步。如果儿童能自发地命名训练者问的那个物品，说明儿童可以进行更加密集的互动式语言训练。

[材料] 使用与功能、特征、类别的听者回应目标相对应的、已知的物品或图片。

[操作方法] 呈现一堆卡片，其中有一张是小狗，训练者提问"找一个动物"，儿童会指狗的卡片并说"狗"。呈现 10 个物品，其中 1 个是午餐盒，当训练者问"你的午饭在哪儿？"孩子指着午餐盒并回答"午餐盒。"

[扩展项目] 儿童在功能、特征、类别的听者回应回合中，有 50% 的时间能自发地命名物品。

互 动 语 言

训练项目：完成不同类型的词语填空

[训练目标] 确定一个具体的词能否引起儿童说出相关联的词语。

[材料] 儿童歌曲、常见或有趣的短语、动物声音、常见物品的声音、与儿童有关的语言联想等。

[操作方法] 引起儿童的注意，训练者发起唱歌填词的活动。训练者唱"两只老 ___"，儿童要接"虎"。训练者唱"跑得 ___"，儿童要接"快"。如果儿童不能唱歌接词，训练者就要给予语言提示，由全语言提示到半语言提示，直到自己能够唱歌填词。

[扩展项目] 活动填空，"躲猫 ___（猫）"；动物声音，"小鸭会叫 ___（嘎嘎）"；一般联想，"妈妈和 ___（爸爸）""小猫和 ___（小狗）"；社交游戏填空，"预备 ___（跑）"。

儿童能够完成 10 个不同的、任何类型的填空。

训练项目：提问"你叫什么名字"的时候，能够回答自己的名字或小名

[训练目标] 儿童能够回答自己的名字。

[操作方法] 训练者与儿童面对面坐，平视，先选好儿童的强化物，引起儿童注意，提问"你叫什么名字？"立即给予语言提示"明明"，不给儿童仿说问句的机会。问与答都是训练者提交的，所以在给予语言提示时语气语调要加重，与问句的语气语调有别。当儿童正确仿说时，要立即给予强化。在训练过程中，训练者的语言提示要逐步撤销，以便给儿童独立反应的机会。

如果有辅助者在，当训练者提问之后，辅助者就要立即提示儿童说"明明"。这种方法更有利于儿童区别问与答是两个不同的概念。

如果儿童识字的话，训练者提交问题后也可边呈现视觉提示图片（图片上写有"明明"两个字），边给予语言提示"明明"。

[扩展项目] 儿童能够在各种场所、不同的人来提问的情况下说出自己的名字。

训练项目：完成短语填空，不包括歌曲和童谣

[训练目标] 确定一个具体的词能引起儿童说出相关联的词语，物品在视线范围之外。

[操作方法] 在没有物品、图片、语音和动机的提示与操控下，儿童能够接生活功能的填空话题。例如，引起儿童注意后，训练者说"你穿 ___"，立即给予儿童答案"鞋子"，儿童能够仿说"鞋子"。不断地反复训练，根据儿童的能力情况，训练者要逐步撤销语言提示，直至儿童独立表达。答案不可拘泥，要加以泛化，还可以说成裤子、毛衣、裙子等。

[扩展项目] "你打开 ___""你睡在 ___""你坐在 ___""头枕在 ___""你会洗 ___""你戴 ___""饿了要 ___""游泳的时候要穿 ___"。

儿童能够完成 25 个不同的短语填空。

训练项目：回答"什么"的问题

[**训练目标**] 确定儿童能回答"什么"的问题，物品在儿童视线范围之外，且该物品与随机提问的问题相关而非特定的对应某种动机的物品。

[**操作方法**] 引起儿童注意后，训练者提问"你想喝什么？"并立即给予儿童答案"橙汁"，儿童能够仿说"橙汁"。不断地反复训练，根据儿童的能力情况，训练者要逐步撤销语言提示，直至儿童独立表达。答案不可拘泥，要加以泛化，还可以说成西瓜汁、可乐等。

[**扩展项目**] "你喜欢玩什么？""你喜欢什么动物？""下雨天需要打什么？""小狗喜欢啃什么？""你用什么喝汤？""你游泳的时候要穿什么？""大象用什么卷木头？"

儿童能够回答 25 个"什么"的问题。

训练项目：回答"谁"或"哪里"的问题

[**训练目标**] 确定儿童能回答"谁"或"哪里"的问题，物品在儿童视线范围之外，且该物品或人物与随机提出的问题相关而非与特定的相对应的某种动机有关。

[**操作方法**] 引起儿童注意后，训练者提问"你生病的时候，谁带你去看病了"，并立即给予儿童答案"妈妈"，儿童能够仿说"妈妈"。不断地反复训练，根据儿童的能力情况，训练者要逐步撤销语言提示，直至儿童独立表达。

[**扩展项目**] "你的好朋友是谁？""谁给你剪了头发？""谁帮你提东西了？""爸爸的车在哪里？""你的牙刷在哪？""饼干在哪里？""在哪里可以看到老虎和长颈鹿？""手套戴在哪里？"

儿童能够回答 25 个"谁"或"哪里"的问题。

语 言 架 构

训练项目：训练儿童对物品的命名，能够让人听懂他所表述的意思

[**训练目标**] 在没有看到该物品的情况下，成人能听懂儿童对物品的命名。

[**材料**] 儿童已经掌握的命名。

[**操作方法**] 引起儿童的注意后，一个成人训练者举起一张毛巾的图片，儿童命名"毛巾"。另一个成人没有看见图片，也能听懂儿童说的是什么。

[**扩展项目**] 共计 10 个。

训练项目：掌握听者词汇或短语，例如："摸鼻子""跳一跳""找钥匙"

[训练目标] 增加儿童的听者词汇。

[材料] 使用与儿童年龄适当的常见物品和活动。

[操作方法] 引起儿童的注意后，训练者问"你能找到鞋子吗？"儿童能从 5 张衣物的图片中，指出鞋子。

[扩展项目] "指鼻子""跳一跳""找帽子"。

儿童掌握 100 个听者词汇或短语。

训练项目：除仿说外，每天说出 10 个不同的两个词的短语，可以是回答问题

[训练目标] 儿童能说 2 个或更多词组合的短语或句子。

[操作方法] 引起儿童注意后，训练者提问："那是什么？"儿童回答"大皮球。"

[扩展项目] "你要什么？""小汽车。"到小朋友家作客回家时，训练者引导儿童跟阿姨说再见，儿童能够说"阿姨再见"。

训练项目：在一天中，发出功能性的语调模式（如韵律、重读、声调）

[训练目标] 儿童能用不同的语调发声，且这种语调变化具有语言或情绪的功能。

[操作方法] 儿童很喜欢吃奥利奥饼干，训练者问询儿童："你吃饼干吗？"儿童喜悦地回答："吃饼干（语调上扬）。"

[扩展项目] 带儿童到游乐场，训练者问询儿童："你玩木马吗？"儿童回答"不玩（语调低沉）。"问询："这是谁的？""我的（重读）。"

在一天中，儿童发出 5 次功能性的语调模式。

训练项目：掌握 300 个说者词汇或短语，包括除仿说外的所有语言操作

[训练目标] 增加儿童的说者词汇。

[材料] 使用与儿童年龄适当的常见物品和活动。

[操作方法] 成人要求儿童命名看图猜字书的各种图片，儿童能够做到这一点。

[扩展项目] 共计 10 个。

视 觉 表 现

训练项目：从 6 个物品或图片中选其中一个配对

[训练目标] 儿童能在更加复杂的视觉刺激中，找到正确的物品或图片。

[材料] 使用儿童自然环境中能找到的常见物品（例如：勺子、筷子、碗、杯子、衣服、鞋子）或相关图片，以及其他儿童感兴趣的东西。

[操作方法] 这类训练从实物与实物的配对开始。训练者将一把小勺摆放在桌子上靠近儿童的位置，举起另外一把勺子，获取儿童注意力后，说："把一样的放在一起。"训练者立即手把手辅助儿童把手中的勺子与桌子上的勺子放在一起，并口头表扬，说："你真棒！把一样的放在一起了。"随着儿童能力的不断提高，训练者应逐步撤除辅助，促使儿童可以独立完成。当儿童可以完全掌握此类学习项目后，可以增加另外一个物品或图片，如：牙刷。加入的物品或图片与学习物品或图片间的摆放的位置要由远至近，如：小勺放置在桌子中间靠近儿童的位置，牙刷放在远离儿童的桌子一角。重复之前的训练环节（从训练者辅助儿童完成至儿童可以完全独立完成）。当儿童完全掌握后，可以不断把两个物品或图片的距离靠近，直至并排放置，儿童仍然可以准确配对。之后的教学，可以不断增加物品或图片的种类直至增加到 6 种物品或图片，儿童能拿着桌子上的 6 种物品或图片中的一种（例如：勺子）与桌子上的 6 种物品或图片（勺子、筷子、碗、杯子、衣服、鞋子）配对。儿童能够准确地从 6 个物品或图片中选其中的 1 个配对。

[扩展项目] 从 7 个物品或图片中选其中的 1 个配对，从 8 个物品或图片中选其中的 1 个物品配对，从 9 个物品或图片中选其中的 1 个配对，从 10 个物品或图片中选其中的 1 个配对。

训练项目：按照视觉提示对应摆放相同的图片

[训练目标] 提高视觉能力，训练儿童的观察能力，能按照视觉提示把相应的图片放在一起。

[材料] 视觉提示图画有 4 张图的卡片（如：苹果、小狗、衣服、数字 5），与视觉提示图相同的图卡片（如：苹果、小狗、衣服、数字 5）。

[操作方法] 训练者把视觉提示图画有 4 张图的卡片展示给儿童然后放在桌上，训练者拿出与提示图相对应的 4 张卡片，吸引儿童注意力后说："把卡片放到一样的图下。"训练者立即辅助儿童将一样的卡片放在视觉提示图对应的下面。儿童放好后训练者说："你放对了，真棒！"重复多次后，训练者应逐步撤除辅助，促使

儿童可以独立完成。根据儿童的实际情况，还可以增加提示图卡的数量，直至儿童能够独立完成。

[扩展项目] 儿童能按照视觉提示对应摆放物品（按照视觉提示将自己的衣裤袜分开摆放）。

训练项目：按照形状分类

[训练目标] 提高视觉能力，训练儿童的形状辨别能力，能按照视觉提示把相应的形状归类。

[材料] 三角形、圆形相同的各 5 个，塑料碗 2 个。

[操作方法] 训练者提前准备两个塑料碗，在一个塑料碗里放一个三角形，另一个塑料碗里放一个圆形，开始的时候将两个碗放在桌子的中间靠近儿童的前面，两个碗之间的距离大概 20cm。训练者把 4 个三角形和 4 个圆形放到桌子上，然后获取（吸引）儿童注意力后，训练者说："把一样的形状放在一起。"训练者立即手把手辅助儿童将所有的三角形放在一起、所有的圆形放在一起。儿童把一样的形状放在一起后，训练者说："你把一样的形状放好了，真是好样的！"重复多次后，训练者应逐步撤除辅助，促使儿童可以独立完成，直至儿童掌握这个项目。可以根据儿童实际情况增加不同的形状（如：正方形、长方形、梯形等），根据儿童实际情况可以将两个碗的位置随意摆放，儿童也能独立完成归类。

[扩展项目] 颜色归类。

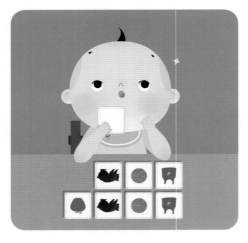

按照视觉提示对应摆放相同的图片

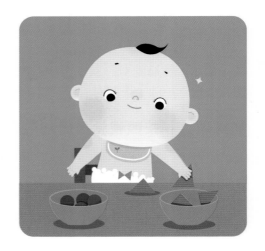

形状归类

训练项目：拼 4 块形状不一的拼板

[**训练目标**] 提高视觉能力，训练儿童的形状观察能力，能把多片拼板组合在一起。

[**材料**] 4 块形状不一的拼板。

[**操作方法**] 训练者把 4 块形状不一样的拼板准备好，然后拿出其中的一块，吸引儿童注意力后，训练者说："把拼板放好。"训练者立即手把手辅助儿童将拼块放入拼板里。重复多次后，训练者应逐步撤除辅助，促使儿童可以独立完成，直至儿童掌握这个项目。当儿童能够独立把 4 块拼板拼好后放入拼板里的时候，根据儿童实际情况增加拼板的拼块数量。

[**扩展项目**] 拼 5 块形状不一的拼板、6 块形状不一的拼板。

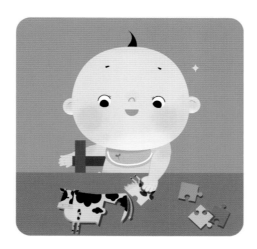

拼 4 块形状不一的拼板

训练项目：拼互不咬接的 3 片形状的拼板

[**训练目标**] 提高视觉能力，训练儿童的形状观察能力，能把 3 片互不咬接的形状组合在一起。

[**材料**] 3 块互不咬接的拼板。

[**操作方法**] 训练者把 3 片拼板准备好，把 2 块拼接好，然后拿出其中的 1 块，吸引儿童注意力后，训练者说："把拼板放好。"训练者立即手把手辅助儿童将拼板与两块拼图对接。重复多次后，训练者应逐步撤除辅助，促使儿童可以独立完成。当儿童能够把 3 块拼图中任意的 1 块拼图与训练者固定的 2 块拼图对接好的时候，可以增加难度。比如：训练者固定好 1 块拼图后，儿童能将剩余的 2 块与训练者固定的 1 块拼接好，最终儿童能够将 3 块互不咬接的拼图独立拼好。

[**扩展项目**] 拼 4 块互不咬接的拼板，拼 5 块互不咬接的拼板。

训练项目：按照图纸把相应的积木摆放好

[训练目标] 提高视觉能力，训练儿童的形状物组合观察能力，能按照图纸把相应的积木摆放到正确的位置上。

[材料] 画有积木的图纸、与图纸相对应的积木。

[操作方法] 训练者把画有积木的图纸放在桌子上，然后拿出准备与图纸相对应的积木，训练者吸引儿童注意力后，训练者说："把积木放好。"训练者立即辅助儿童把积木放在相对应的图纸上。重复多次后，训练者应逐步撤除辅助，促使儿童可以独立完成。当儿童独自能把积木放到相应的位置上时，根据儿童情况而定，先从 1 块积木开始，逐渐增加积木的数量，2 块、3 块、4 块、5 块，同时变化不同的图形，辅助儿童将积木放到对应的图纸上。儿童能独立完成后可以逐渐给予多余的积木，让儿童能独自找到图纸上相应的积木并摆放好。

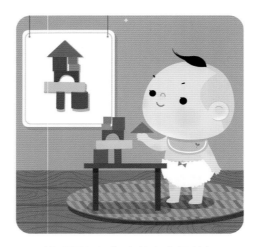

按照图纸把相应的积木摆放好

动 作 模 仿

训练项目：模仿精细动作

[训练目标] 提升儿童的注意力，增强手指灵活度与手部肌肉的协调控制能力，提高手部动作模仿能力。

[材料] 强化物（如：海苔）。

[操作方法] 训练者将强化物海苔分为若干小片，拿起其中一小片放置在眉心

位置，吸引儿童的注意力后，说："这样做。"训练者同时伸出示指，立即手把手辅助儿童模仿伸出示指，完成后马上给予海苔，并口头表扬："非常好，做得和老师一样！"重复以上环节，随着儿童的进步情况，逐步撤除辅助，直至儿童可以独立完成。

[扩展项目] 模仿握拳、模仿竖大拇指、模仿伸出示指、模仿指认五官、模仿指出某个实物或图片、模仿示指碰示指、伴随儿歌或音乐歌谣模仿用双手及手指动作……

训练项目：模仿成人用特定的物品做出特定的动作

[训练目标] 提升儿童的分辨模仿能力，建立与简单名词或动词相对应的听者行为的动作模仿技能。

[材料] 水杯、陀螺、小汽车、玩具琴、牙刷等日常生活中的常见物品或儿童喜欢的玩具及物品等。

[操作方法] 训练者从学习材料中选出 3 种物品，如：杯子、小汽车、鼓槌。训练者拿着小鼓，给予语言促进，说："这样做。"同时训练者拿起鼓槌敲鼓，并手把手辅助儿童从 3 种物品中选出鼓槌敲鼓，立即给予夸张的表情赞许并口语表扬："你敲得真棒！"重复以上环节，随着儿童的进步情况，逐步撤出辅助，直至儿童独立完成。这样的训练一定要儿童在 3 种物品中选择进行，以保证儿童可以选择出正确的特定物品。训练的过程中应该注意已经学习的项目在日常生活中的泛化与运用。

[扩展项目] 推小汽车、假装喝水、假装梳头、假装刷牙、模仿把套杯搭起来、模仿扫地、模仿擦桌子、模仿摘菜等。

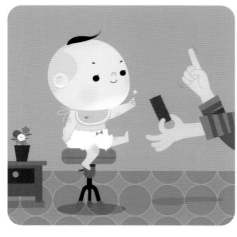

模仿手指动作

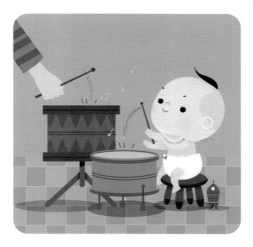

模仿打鼓

训练项目：模仿涂鸦

[**训练目标**] 提升儿童精细动作的模仿能力。

[**材料**] 油画棒、白纸。

[**操作方法**] 训练者用夸张的动作、声音及表情引起孩子注意，拿起油画棒在白纸上涂鸦，手把手辅助孩子拿起油画棒在白纸上随意涂画，并立即给予夸张的表情表示惊喜和口语表扬："你画得太棒了！"重复以上环节，随着儿童的进步情况，逐步撤除辅助，直至儿童独立完成。

[**扩展项目**] 模仿握拳、模仿弯曲手指、模仿用勺子、模仿用示指写出笔画、模仿用拇指与示指对捏起桌子上的小物品等。

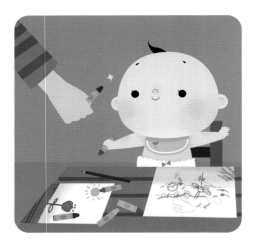

模仿涂鸦

训练项目：模仿连续的两个动作

[**训练目标**] 提高儿童对于连续指令的接受能力，提高身体协调与控制能力，提升儿童的连续动作模仿能力。

[**材料**] 强化物（葡萄干）、儿童已经掌握的模仿动作。

[**操作方法**] 训练者把强化物葡萄干放置在眉心位置，吸引儿童的注意力，说："这样做。"同时训练者依次示范"拍手 → 拍腿"两个连续动作，等待 2~3 秒让儿童独立反应，儿童完成后，立即给予葡萄干和表情夸张的口头表扬："真能干，做得太好了！"如果儿童不能独立完成，重新发出指令，在儿童模仿的受阻环节给予适当的辅助，帮助儿童完成。重复以上环节，当儿童的模仿能力提高后，要及时地撤除辅助，直至儿童可以独立完成。

[**扩展项目**] 拍手 → 踩脚、拍肩 → 叉腰、拿起积木 → 放入盒子里……

训练项目：按顺序模仿连续两个以上的动作

[**训练目标**] 提高儿童对于连续指令的接受能力，提高身体协调与控制能力，提高延迟记忆能力，提升儿童的连续动作模仿能力。

[**材料**] 儿童已经掌握的模仿动作（活动本身作为自然强化）。

[**操作方法**] 训练者吸引儿童的注意，说："这样做。"同时训练者示范"拍手 → 起立 → 跺脚"3个连续动作（同时加入夸张的表情引起儿童的兴趣），给儿童2~3秒的独立反应时间。如果儿童不能独立完成，可以重新发出指令，同时在儿童受阻的环节给予肢体辅助。重复以上环节，直至儿童可以独立完成。随着儿童能力的提高，逐步撤除辅助，过渡到独立完成。训练者可以用滑稽的动作吸引儿童跟随模仿，使模仿本身成为有效的自然强化。

[**扩展项目**] 拍肩 → 叉腰 → 跳一跳、拿起布娃娃→ 放到床上 →盖上被子、拿起遥控器 → 指着电视机 →按下"开 / 关"按钮……

训练项目：自发模仿生活中具有功能性的动作

[**训练目标**] 提升日常生活中具有功能性和生活技能性行为的自发模仿能力。

[**材料**] 加盖的透明玻璃瓶（旋转瓶盖）、儿童喜欢吃的食物。

[**操作方法**] 在加盖的透明玻璃瓶内放入儿童喜欢的食品。训练者用夸张的动作和声音吸引儿童注意力，拿到瓶子，旋转拧开瓶盖，拿到食品，放进自己的嘴里。随后快速旋转瓶盖（不要太紧）。希望孩子可以自发模仿拿起瓶子 → 拧开瓶盖 → 吃到食品。模仿的结果本身就是自然强化的过程，无须用额外的强化物。

[**扩展项目**] 擦鼻子、脱鞋、脱衣服、穿鞋、洗脸、洗手、梳头、整理个人物品等。

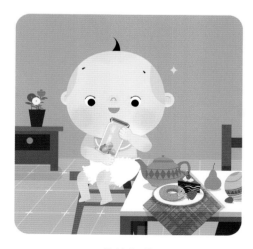

旋转瓶盖

训练项目：自发模仿随意动作

[**训练目标**] 提升儿童在自然情境中自发模仿他人行为的能力。

[**材料**] 儿童感兴趣的因果玩具（如：光电小汽车）。

[**操作方法**] 训练者用夸张的动作和表情吸引儿童的注意，拿起小汽车，打开开关，汽车开动并发出声音和各种灯光。几秒钟后训练者关闭并放下小汽车。儿童自发拿起小汽车，模仿训练者打开开关，使小汽车开动。训练者用夸张的表情给予称赞"你好聪明啊！自己开动了汽车。"自发模仿随意动作，对于孤独症儿童非常困难，所以开始的训练要从可以吸引儿童的项目入手。训练的目的在于提升儿童关注他人行为的能力并对自己感兴趣的行为进行模仿。随着模仿能力的提高，儿童会逐步出现自发的模仿行为。如果儿童还不能自发地模仿他人的行为，训练者仍然需要从被动的模仿教学开始介入，或寻找儿童感兴趣的动作或活动进行尝试。

[**扩展项目**] 日常生活中各种儿童感兴趣的动作或活动。

训练项目：自发模仿成人新的动作

[**训练目标**] 提升日常生活中模仿新动作的能力，泛化模仿技能。

[**材料**] 日常生活中的各种用品或玩具（如：泡泡枪）。

[**操作方法**] 训练者首先要确定，对于儿童来说，这是一个全新的活动或动作，儿童并未经过类似的特殊训练。

训练者用夸张的动作和声音吸引儿童注意力，拿起泡泡枪，扣动扳机，打出大大小小的泡泡。把枪放在桌子上，儿童可以同样拿起泡泡枪，扣动扳机，打出

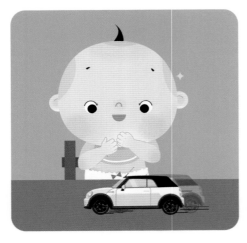

自发模仿随意动作

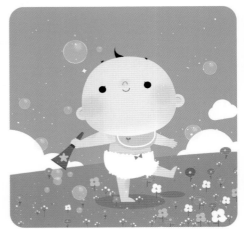

自发模仿新的动作

泡泡。如儿童不能独立完成，可给予相应的促进支持（从全躯体辅助逐步过渡到由儿童独立完成）。

[扩展项目] 模仿玩各种类型的新玩具，模仿学习各种生活技能，如：擦鼻子、脱鞋、脱衣服、穿鞋、洗脸、洗手、梳头、整理个人物品……

粗 大 动 作

训练项目：捡沙包

[训练目标] 提高身体的协调性以及下肢的肌肉力量，训练儿童的身体灵活性以及方向感。

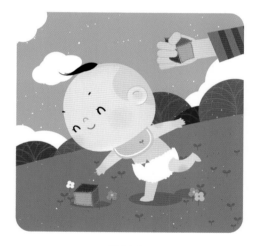

捡沙包

[操作方法] 训练者拿着沙包吸引儿童的注意力，然后训练者把沙包向前方掷出去，训练者同时对着儿童说："把沙包捡回来。"训练者手把手辅助儿童把沙包捡回来，交给训练者，重复多次后，训练者应逐步撤除辅助，促使儿童可以独立完成。当训练者将沙包扔出去后儿童能独立把沙包捡回来，根据儿童的实际情况，可以改变掷沙包的方向，让儿童能够迅速地判断方向，将掷出去的沙包捡回来。训练者还可以故意将沙包向后掷出去，儿童也能将掷出去的沙包捡回来。

[扩展项目] 将掷出去的球捡回来。

训练项目：坐独脚椅

[**训练目标**] 提高身体的协调性与平衡能力，训练躯干的灵活性以及躯体的控制力。

[**材料**] 儿童喜欢的玩具。

[**操作方法**] 训练者把独脚椅放在平地上，训练者一只手抓握住独脚椅，另一只手辅助儿童坐在独脚椅上。当儿童坐在独脚椅上时，训练者辅助儿童双手搭在训练者的肩膀或者胳膊上，逐渐地训练者与儿童手拉手。重复多次后，训练者应逐步撤除辅助，促使儿童可以独立完成。当儿童能在独脚椅上坐得很好的时候，还可以逐渐增加难度让儿童用手触碰悬在空中的球。

[**扩展项目**] 坐在独脚椅上抬一只脚踢悬在空中的球、坐在独脚椅上拍球。

训练项目：大马驮物

[**训练目标**] 提高身体的协调性与平衡能力，训练躯干的灵活性以及躯体对负载物品的平衡控制力。

[**材料**] 枕头或者大一点的毛绒玩具。

[**操作方法**] 在训练这个项目前儿童首先要会手膝爬行。训练者让儿童手膝着地进行爬行，训练者将枕头或者大一点的毛绒玩具放在儿童的背上。训练者辅助儿童背上的枕头或者大一点的毛绒玩具不易掉下来最好。然后，儿童在爬行的过程中模仿大马驮粮食。重复多次后，训练者应逐步撤除辅助，促使儿童可以独立完成。最终，儿童在爬行的时候背上的物体不掉下来。根据儿童的实际情况，可以进行角色假扮。

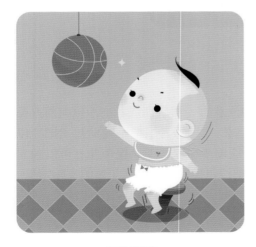

坐独脚椅

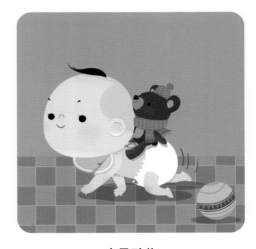

大马驮物

训练项目：滚圈

[**训练目标**] 提高身体的协调性与平衡能力，训练躯干的灵活性以及对滚动物品的控制力。

[**材料**] 呼啦圈。

[**操作方法**] 训练者准备一个呼啦圈，训练者站在儿童的后面，手把手辅助儿童双手交替地滚呼啦圈。重复多次后，训练者应逐步撤除辅助，促使儿童可以独立完成。当儿童能独立地滚动呼啦圈后，训练者可以根据儿童的个人能力设置障碍物，让儿童滚动呼啦圈绕着障碍物走。

[**扩展项目**] 单手滚动呼啦圈，原地站立滚圈（儿童站在固定点上，将呼啦圈滚出去）。

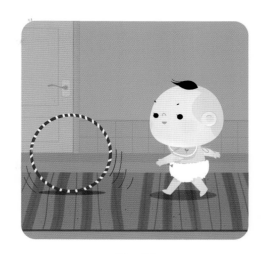

滚　圈

训练项目：趴在滑板上爬行

[**训练目标**] 提高身体的协调性和支撑能力，训练手、腿、脚和躯干的配合能力和大肌肉的力量。

[**材料**] 儿童喜欢的物品、矿泉水瓶若干、滑板 1 个。

[**操作方法**] 训练者准备一些儿童喜欢的物品，放在儿童的远端，训练者站在儿童的侧面辅助儿童。儿童趴在滑板上爬行，训练者两腿分别站在滑板的两侧，手把手辅助儿童两只手向滑板两侧滑行，滑行 3m 左右。重复多次后，训练者应逐步撤除辅助，促使儿童可以独立完成。当儿童独立完成后可以增加距离和次数。如果儿童趴在滑板上爬行得比较好的时候可以增加难度，摆放障碍物矿泉水瓶。矿泉水瓶之间的距离根据儿童实际情况来定。训练者在儿童前面引导儿童爬行，使其能够跟着训练者绕过障碍物，直至儿童能够独立地爬行绕过障碍物。重复多

次后，训练者应逐步撤除辅助，促使儿童可以独立完成，直至儿童掌握这个项目，还可以让儿童趴在滑板上倒着爬行。

训练项目：走平衡木

[训练目标] 提高身体的协调性与平衡能力，训练儿童视觉与腿部的协调与配合能力，使腿部能平衡地交替向前走。

[材料] 高 30cm、长 3m 左右的低平衡木，沙包若干个。

[操作方法] 训练者辅助儿童站到平衡木上，然后训练者与儿童手拉手，使其在平衡木上能交替地行走。重复多次后，训练者应逐步撤除辅助，促使儿童可以独立完成。儿童能独立上下平衡木，同时也能在平衡木上独立行走后，可以增设障碍物，把沙包间隔 40cm 左右摆放在平衡木上，辅助儿童能跨过沙包。重复多次后，训练者应逐步撤除辅助，促使儿童可以独立完成，直至儿童能独自地跨过沙包行走，同时也能独立上下平衡木。如果儿童能独自走得很好的时候，还可以学习倒着走平衡木（注意安全，避免滑倒）。

[扩展项目] 走独木桥、走马路牙子（注意安全）、走高平衡木。

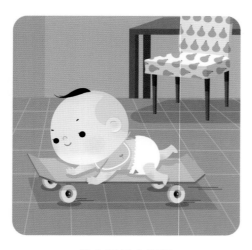

趴在滑板上爬行

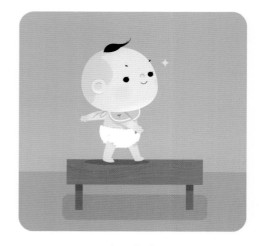

走平衡木

训练项目：膝盖不着地爬行

[训练目标] 提高身体的协调性和支撑能力，训练手、腿、脚和躯干的配合能力及大肌肉的力量。

[**材料**] 儿童喜欢的物品、矿泉水瓶若干。

[**操作方法**] 训练者准备一些儿童喜欢的物品，放在儿童的远端，训练者站在儿童的侧面辅助儿童，让儿童双手着地，双脚着地，膝盖不着地地爬。训练者双手抓住儿童的髋骨部位，将儿童的臀部抬高，让儿童的双手、双脚着地交替爬行。重复多次后，训练者应逐步撤除辅助，促使儿童可以独立完成。当儿童能独立完成的时候，可增加爬行的数量。如果儿童已能够很好地爬行便可以设置障碍物矿泉水瓶，矿泉水瓶之间的距离根据儿童实际情况来定。训练者在儿童前面让儿童能够跟着训练者绕过障碍物，直至儿童能够独立完成，还可以让儿童倒着爬行。

训练项目：从绳子下面爬过去

[**训练目标**] 提高身体的协调性以及上、下肢的肌肉力量，训练儿童避开障碍物从绳子下面爬过去。

[**材料**] 30~40cm 高的障碍物两个、1m 左右长的绳子、爬行垫子 2 块。

[**操作方法**] 训练者将障碍物分别摆在爬行垫子的两边，障碍物间隔距离 1m 左右，然后将绳子固定在两个障碍物之间，绳子距地面 30~40cm。辅助者站在儿童的前面吸引儿童的注意力，让儿童爬在垫子上，训练者辅助儿童从绳子下面爬过去。重复多次后，训练者应逐步撤除辅助，促使儿童可以独立完成。当儿童能独立从绳子下面爬过去时，训练者根据儿童实际情况可以降低绳子与地面的高度，还可以多增加几根绳子，让儿童能从多根绳子的下面爬过去。

[**扩展项目**] 爬过竹竿。

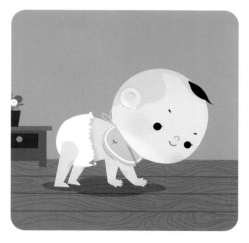

膝盖不着地爬行

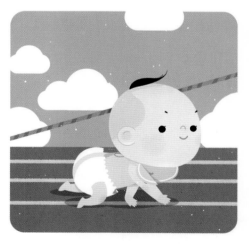

从绳子下面爬过去

训练项目：把球从两腿之间递给他人

[**训练目标**] 提高身体的灵活性、身体的反应性以及躯体的控制能力，训练儿童能弯腰从两腿之间将球递给他人。

[**材料**] 排球 1 个。

[**操作方法**] 训练者站在儿童的后面，辅助儿童两腿左右分开，身体向前弯，辅助者让儿童从两腿之间把球递给训练者。重复多次后，训练者应逐步撤除辅助，促使儿童可以独立完成。当儿童能独立地从两腿之间将球递给后面的训练者时，训练者也可以从两腿之间将球递给儿童，让儿童能站着将球接住。

[**扩展项目**] 儿童能弯腰将球从两腿间扔出去，将球从头顶向后递给他人。

训练项目：横着爬行

[**训练目标**] 提高身体的协调性和支撑能力，训练手、腿、脚和躯干的配合能力和大肌肉的力量。

[**材料**] 儿童喜欢的物品、矿泉水瓶若干。

[**操作方法**] 训练者准备一些儿童喜欢的物品，放在儿童的远端，训练者站在儿童的侧面辅助儿童横着爬行。儿童双手着地，膝盖着地或者膝盖不着地，双脚着地，向右横着爬行。训练者站在儿童的右面，一手抓住儿童的右肩膀，一手抓住儿童的右边髋骨，然后往右面引导儿童横着爬行。重复多次后，训练者应逐步撤除辅助，促使儿童可以独立完成。当儿童能够独立完成的时候可以向相反的方向爬行，直至儿童掌握这个项目。

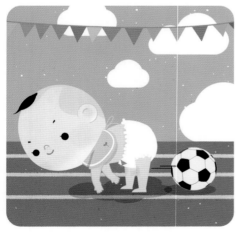

把球从两腿之间扔给别人

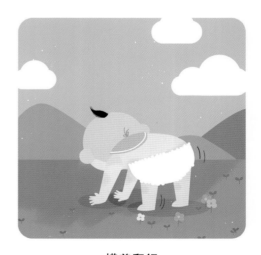

横着爬行

训练项目：向前扔球与抛球

[训练目标] 提高身体的协调性以及上肢与腰腹的肌肉力量，训练儿童双手或者单手将球扔出去。

[材料] 篮球 1 个、排球 1 个、网球 1 个。

[操作方法]

1. 双手捧球并将篮球或者排球抛出。训练者站在儿童后面，双手将儿童抱球的双手抬到胸部位置后放手抛球，将球抛给对面训练者。重复多次后，训练者应逐步撤除辅助，促使儿童可以独立完成。当儿童能独立进行放手抛球，根据儿童实际情况可以增加儿童与训练者之间的距离。

2. 头上扔篮球或者排球。训练者站在儿童的后面，手把手让儿童抱球的双手举过头顶，训练者抓住儿童的双手将球扔出去。重复多次后，训练者应逐步撤除辅助，促使儿童可以独立完成。当儿童能独立地将球举过头顶并扔出去时，训练者可以在儿童前面设置障碍物让儿童用球把障碍物砸倒。

3. 单手过肩扔网球。训练者蹲在儿童后面，蹲下与儿童的高度一样，训练者辅助儿童单手拿网球，将拿网球的单手举过肩膀，把网球扔向前方。重复多次后，训练者应逐步撤除辅助，促使儿童可以独立完成。当儿童能自己独立地用单手将网球举过肩膀并扔出去后，训练者还可以在前面放置大箱子，让儿童把网球扔进大箱子里。

[扩展项目] 训练者可以在儿童前面举起呼啦圈，让儿童把网球或沙包从呼啦圈里扔过去。

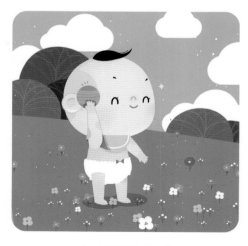

向前扔球与抛球

训练项目：将球扔进箱子里

[**训练目标**] 提高身体的协调性、空间感知度和上肢的肌肉力量，训练手、眼的配合能力和上肢的力量。

[**材料**] 篮球、直径 50cm 左右的箱子。

[**操作方法**] 训练者准备 1 个篮球和 1 个直径 50cm 左右的箱子，在距离箱子的 50cm 处画一条线，儿童双手捧球放在腹部的位置，训练者站在儿童的后面辅助儿童将篮球扔进箱子里。重复多次后，训练者应逐步撤除辅助，促使儿童可以独立完成。当儿童能独立将球扔进箱子里后，训练者根据儿童实际情况可以增加儿童与箱子之间的距离，还可以改变箱子的方向，让儿童能将球扔到不同位置的箱子里。

[**扩展项目**] 将海洋球扔进箱子里、将网球扔进箱子里、将小皮球扔进箱子里、将乒乓球扔进箱子里、将沙包扔进箱子里。

训练项目：向后扔沙包

[**训练目标**] 提高身体的协调性和平衡能力，训练手、腿、脚和躯干的配合能力和大肌肉的力量。

[**材料**] 沙包。

[**操作方法**] 训练者与儿童面对面站好，训练者手把手辅助儿童双手将沙包举过头顶向后掷出去。当儿童把沙包扔出去的时候，训练者辅助儿童转身寻找沙包，并捡起沙包再掷。重复多次后，训练者应逐步撤除辅助，促使儿童可以独立完成，直至儿童能自己独立将沙包掷出去。

[**扩展项目**] 向后扔海洋球、向后扔网球、向后扔小皮球。

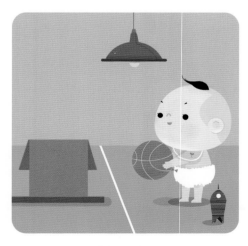

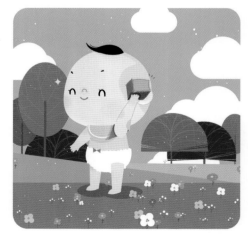

将球扔进箱子里　　　　　　　　　向后扔沙包

训练项目：跨圆圈

[训练目标]提高身体的协调性和平衡能力，训练腿部的力量与躯干的配合能力。

[材料] 直径 50cm、高 10cm 的圆圈。

[操作方法] 训练者将圆圈放在平地上，让儿童站在圆圈的前面，训练者站在儿童的左侧，拉着儿童的左手，辅助儿童迈进圆圈，然后再迈出圆圈。训练者一边辅助儿童迈进圆圈，一边还要说："迈进圆圈，迈出圆圈。"重复多次后，训练者应逐步撤除辅助，促使儿童可以独立完成。当儿童能独立迈进圆圈、迈出圆圈后，根据儿童的实际情况，训练者可以增加圆圈的数量，同时还可以提高圆圈的高度。

[扩展项目] 跨过障碍物。

训练项目：双脚向上跳

[训练目标]提高身体的协调性以及下肢的肌肉力量，训练儿童能从地上跳起来。

[材料] 大笼球 1 个。

[操作方法] 训练者双膝将大笼球固定在一面墙上，然后让儿童站在大笼球上，训练者双手扶住儿童的腋下，辅助儿童能在大笼球上跳起来。训练者一边让儿童跳，一边说："跳。"重复多次后，训练者应逐步撤除辅助，促使儿童可以独立完成。当儿童能独立在大笼球上跳起来后，训练者可以让儿童在跳床上跳。训练者拉着儿童的双手在跳床上跳。重复多次后，训练者应逐步撤除辅助，促使儿童可以独立完成，直至儿童能够独立地在跳床上跳。然后训练者可以拉着儿童的双手在地上原地向上跳。重复多次后，训练者应逐步撤除辅助，促使儿童可以独立完成，直至儿童在地上能跳起来。在球上和跳床上跳的时候，注意儿童的安全，避免跌倒摔伤。

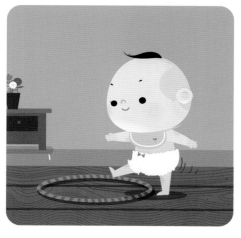

跨圆圈

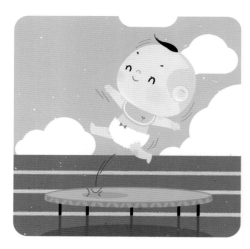

双脚向上跳

训练项目：向前跳

[训练目标] 提高身体的协调性与平衡能力以及下肢的肌肉力量，训练儿童能从地上向前跳起来。

[操作方法] 训练者在一块空地上画一条线，让儿童站在线的后面，然后训练者站在儿童的前面，双手抓住儿童的双手，辅助儿童双脚向前跳，训练者说："向前跳。"当儿童向前跳后，训练者说："宝贝跳得真好！"重复多次后，训练者应逐步撤除辅助，促使儿童可以独立完成。当儿童能独立地双脚向前跳时，训练者根据儿童实际情况可以增加双脚向前跳的距离。

[扩展项目] 双脚连续向前跳、双脚向左跳、双脚向右跳。

训练项目：从高处跳下来

[训练目标] 提高身体的协调性与四肢的平衡控制能力以及下肢肌肉力量，训练儿童能从高处跳下来。

[材料] 台阶。

[操作方法] 训练者让儿童站在 10cm 高的台阶上，训练者站在儿童的前面，辅助儿童手拉手，让儿童能从大概 10cm 高的台阶上跳下来。儿童一边跳，训练者一边说："跳。"随后，训练者站在儿童的侧面，拉着儿童的一只手，让儿童能跳下来。重复多次后，训练者应逐步撤除辅助，促使儿童可以独立完成。当儿童能独立地从台阶上跳下来时，可以根据儿童的自身能力提高台阶高度至 20cm、30cm 以及同膝盖一样高，让儿童能从上面跳下来。

[扩展项目] 从低处往高处跳。

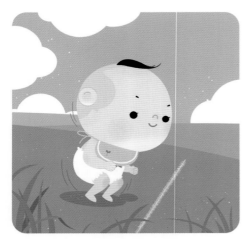

双脚向前跳

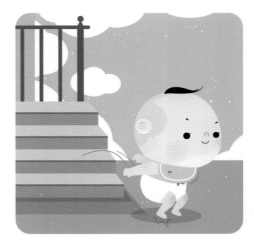

从高处跳下来

训练项目：拍一下球并接住

[**训练目标**] 提高身体的协调性和上肢的肌肉力量，训练手、眼和上肢的配合能力。

[**材料**] 球。

[**操作方法**] 训练者准备一个球，与儿童面对面站好，训练者手把手让儿童把球掷到地上，然后当球反弹起来的时候，辅助儿童用手拍一下，当球再次反弹起来的时候辅助儿童双手将球抱住。当儿童接住球的时候，训练者要说："你接住了球，真棒！"重复多次后，训练者应逐步撤除辅助，促使儿童可以独立完成。当儿童能自己掷球，自己接住地面反弹球后，训练者根据儿童实际情况可以增加拍球的次数，还可以增加难度，在地上划定一个范围，让儿童在规定的范围内拍一下球并接住。

[**扩展项目**] 拍一下并接住大笼球、排球、篮球、网球。

训练项目：骑三轮车走直线

[**训练目标**] 提高身体的协调性和平衡能力及上、下肢肌肉力量，训练手、眼，以及上、下肢的配合能力。

[**材料**] 三轮车。

[**操作方法**] 训练者准备一个三轮车，三轮车的高度适合儿童的身高。让儿童骑在三轮车上，训练者站在三轮车的旁边，用手辅助儿童的双脚交替蹬车。重复多次后，训练者应逐步撤除辅助，促使儿童可以独立完成。当儿童能独立骑三轮车时，可以根据儿童实际情况，增加障碍物让儿童能够绕着障碍物骑三轮车。

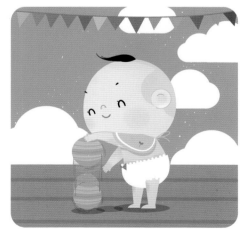

拍一下球并接住

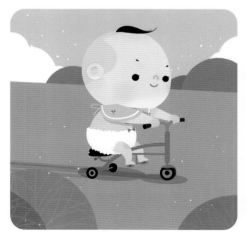

骑三轮车走直线

精细动作和手眼协调

训练项目：手掌握笔涂鸦

[**训练目标**] 提高手部操作能力以及发展用笔绘画的基础。

[**材料**] 油画棒 1 盒、纸张若干。

[**操作方法**] 训练者辅助儿童取出油画棒，并用手掌抓握一端，在准备好的白纸上，随意涂画。重复操作多次，逐渐撤除辅助，直到儿童独立完成。在涂画的同时要培养儿童良好的绘画习惯，尽量不随意涂到房间里的其他位置上。

[**扩展项目**] 绘画板、白板涂鸦等。

训练项目：用勺子舀米

[**训练目标**] 提高手掌的抓握能力和手部操作能力，逐步培养儿童生活技能。

[**材料**] 勺子 1 个、大米、碗和盘子各 1 个。

[**操作方法**] 训练者把少许大米（根据儿童能力而定）放到准备好的碗里，让儿童自己抓握勺子，然后辅助儿童用勺子把碗里的大米舀到盘子里。重复操作多次，逐渐撤除辅助，当儿童能够独立完成时，训练者可增加操作的数量，并重复操作多次。

[**扩展项目**] 吃米饭、喝粥、舀豆子等。

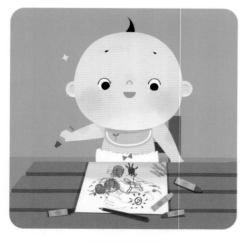

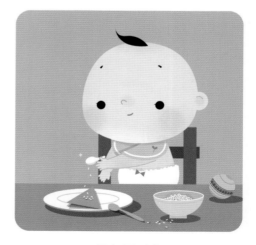

手掌握笔涂鸦　　　　　　　　　　　用勺子舀米

训练项目：捡拾物品到容器

[**训练目标**] 提高拇指与示指的灵活性和手眼协调与配合能力，训练拇指、示指对捏物品并准确放入到指定的容器中。

[**材料**] 花生米若干、敞口瓶子。

[**操作方法**] 训练者辅助儿童用拇指、示指捏住一颗花生米，放入大的敞口瓶中。重复操作多次，当儿童能够独立完成时，训练者可增多操作的数量，且由大的敞口瓶调换成较大口或者小口的敞口瓶（矿泉水瓶子等），并重复操作多次。

[**扩展项目**] 捡珠子、捡豆子、捡积木、把硬币放入储蓄罐等。

训练项目：搭高积木

[**训练目标**] 提高手指灵活性和手眼协调能力，以及对物品拼搭组合平衡度的感知和控制能力。

[**材料**] 正方体相同积木若干（刚开始大小要一致）。

[**操作方法**] 让儿童坐在桌子前，训练者辅助儿童用手指拿起一个积木，平稳放到桌子上，然后再拿起另一个积木放到前一个积木上边。重复操作多次，直到儿童能够独立完成。一般步骤为：① 能将 4 块直径 10cm 大的积木搭起来。② 能将 4 块直径 5cm 大的积木搭起来。③能将 6 块直径 10cm 大的积木搭起来。④ 能将 6 块直径 5cm 大的积木搭起来。⑤能将 8 块直径 10cm 大的积木搭起来。⑥ 能将 8 块直径 5cm 大的积木搭起来。

[**扩展项目**] 搭房子、搭火车等。

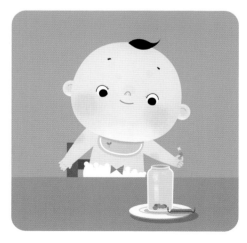

捡拾物品到容器

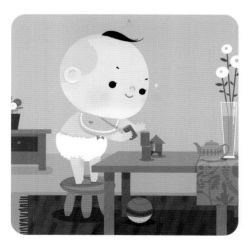

搭高积木

训练项目：单片嵌板

[**训练目标**] 提高手指协调及操作能力和手眼协调，以及对形状物品的认知能力和拼接能力。

[**材料**] 单片嵌板。

[**操作方法**] 从简单的单片嵌板（如：形状类）开始，训练者辅助儿童用拇指与示指抓住单片拼块放到相应的位置上。根据儿童能力，变化操作数量，重复操作多次。熟练操作后，可以换不同类型的嵌板，如：水果类、交通工具类、蔬菜类等，增强儿童对活动的兴趣，发展儿童认知能力。

[**扩展项目**] 按图放形状块、形状箱等。

训练项目：插棍

[**训练目标**] 提高手掌的抓握能力和手部力量的控制，以及对物品操作的精准度的感知能力。

[**材料**] 插棍组合一套。

[**操作方法**] 把插板取出放在桌子上，训练者辅助儿童用手掌拿起一个插棍插到插板底垫的小孔里。根据儿童的能力情况，选择所要完成的数量。反复操作多次，直到儿童独立完成后，训练者便可以辅助儿童用拇指、示指和中指来完成操作过程，并重复操作，直到儿童独立完成。

[**扩展项目**] 牙签筒插棍、筷子放到筷笼里、插棍放进瓶子里等。

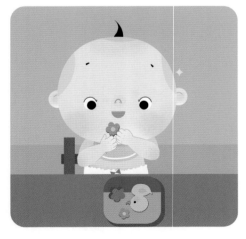

单片嵌板

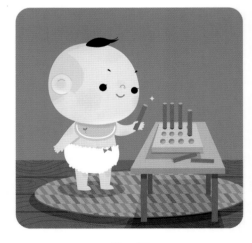

插　棍

训练项目：拧玩具螺丝扣

[**训练目标**] 提高手掌的抓握能力和手腕的灵活性，以及对其有旋转类操作的不同物品的精准拧握操作的能力。

[**材料**] 塑料螺丝扣若干。

[**操作方法**] 训练者辅助儿童用双手抓起一个螺丝和一个螺母，然后一只手抓紧螺丝，另一只手旋转螺母，拧开螺丝扣，重复操作多次，逐步撤除辅助，当儿童能够独立完成时，可以练习拧紧螺丝扣，并根据儿童能力，增加操作数量，然后重复操作多次。

[**扩展项目**] 拧瓶盖、拧玩具发条等。

训练项目：打开开关

[**训练目标**] 提高拇指与示指的灵活性和手部操作能力，以及对开关类功能性物品的认知能力。

[**材料**] 电动小火车 1 个。

[**操作方法**] 训练者和儿童一起玩火车，并说："打开。"训练者辅助儿童用示指把火车的开关打开，可以穿插一个开火车的互动小游戏，然后关闭开关。重复操作多次，逐步撤除辅助，直到儿童能独立打开和关闭开关。

[**扩展项目**] 打开电视开关、电灯开关、玩具开关等。

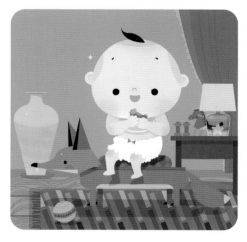

拧螺丝

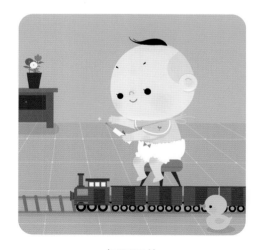

打开开关

训练项目：翻儿童画册

[训练目标] 提高拇指与示指的灵活性和手部操作能力，以及对翻阅类读物的认知与操作技能。

[材料] 儿童大卡片 1 套（厚卡片）、儿童画册 1 本。

[操作方法] 先从翻卡片开始，把卡片放在桌子上，训练者辅助儿童用左或右手的拇指与示指捏住一张卡片，翻过来放到相邻的位置。根据儿童的实际操作能力，确定操作卡片的数量，并重复操作多次，逐步撤除辅助，当儿童能够独立完成时，训练者可增加操作的数量，同时由卡片换成画册来操作，直到儿童能独立完成。在儿童翻卡片或画册的时候，可以同时说出卡片或画册的内容。一般步骤为：①一次能翻 2~3 页的书。②能一页一页地翻书。

[扩展项目] 读绘本、洪恩宝宝点读系列等。

训练项目：穿中号珠子

[训练目标] 提高拇指和示指的灵活性及手眼协调能力。

[材料] 珠子若干，穿线绳 1 根。

[操作方法] 训练者开始准备 2~5个珠子放在小整理盒里，辅助儿童用右（左）手的拇指与示指抓住一个珠子，左（右）手拿线绳从珠子孔穿过。重复操作多次，逐步撤除辅助。当儿童能够独立完成时，训练者可增加操作数量（每次练习要注意保护儿童的眼睛，切不可用眼过度）。一般步骤为：①能用铅笔式线绳（线绳前面木棍儿长约 3cm）穿中间圆孔直径 0.5~0.8cm左右的珠子，所穿物体厚度不能超过 1.5cm。②能用鞋带式线绳（线绳前面胶头长约 1cm）穿中间圆孔直径

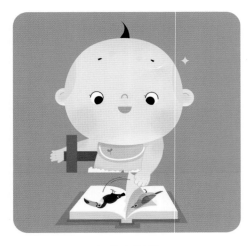

翻儿童画册

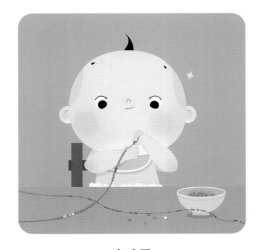

穿珠子

0.3～0.5cm左右的珠子，所穿物体可有一定厚度。

[扩展项目] 穿手链、穿手镯、穿项链等。

训练项目：手指画

[训练目标] 提高手指的灵活性和手眼协调能力，以及儿童对色彩和图形绘画的认知与兴趣。

[材料] 白纸若干张、儿童环保颜料、盘子1个。

[操作方法] 训练者把纸张放到桌子上，把颜料挤入盘子里，辅助儿童用示指蘸上颜料，随意在白纸上作画。重复操作多次，逐步撤除辅助，当儿童能够独立完成时，训练者可以辅助儿童用其他指头来操作，由白纸换为规定的图案，让儿童体验到完成作品的快乐，并寻找不同图案让儿童完成。

[扩展项目] 小手贴画、吹泡泡手纸画等。

训练项目：套连环扣

[训练目标] 提高双手协调能力和手指灵活性，以及儿童对连环扣类物品的认知和操作技能的掌握。

[材料] 小连环扣若干。

[操作方法] 训练者辅助儿童用左右手的拇指与示指各拿起一个小连环扣，扣口相对，左右手配合操作，把连环扣套到一起。重复操作多次，逐步撤除辅助，当儿童能够独立完成时，训练者可增加操作数量，并重复操作多次。

[扩展项目] 雪花片、大连环扣、小鱼拼插、接水管等各种拼插玩具。

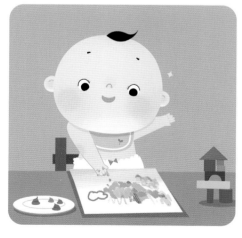

手指画

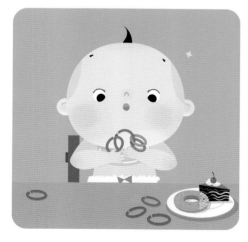

套连环扣

独 立 玩 耍

训练项目：可以找到套装玩具的缺失部分

[**训练目标**] 提高儿童对玩具缺失部分的注意和寻找没有看到的所需要的玩具的能力（不在视线范围内的玩具或玩具缺失的组成部分），提升儿童对玩具的部分和整体的理解。

[**材料**] 儿童喜欢的由几个部分组合而成的玩具（如：拼板）。

[**操作方法**] 训练者准备儿童非常喜欢的并可以熟练玩耍的拼板，并拿走其中的部分拼块（开始时可以把拼块放在距离不太远的、儿童可以轻易看到并拿到的位置）。当儿童玩耍发现拼板的缺失部分时，训练者及时引导儿童寻找，以避免儿童由于从未遇到此类情况而引发情绪问题。随着儿童寻找能力的提高，可以加大难度，逐步过渡到把部分缺失的拼块放在儿童视线之外的位置，教儿童自己寻找或学习求助他人，找到训练者，说："帮帮我。"或"我想要拼板。"如果儿童不会独立地用语言求助，可以由训练者给出口语示范，从语言仿说开始学习，请他人帮助自己找到缺失的拼块。随着儿童语言能力的提高，训练者应及时撤除辅助，逐步使儿童可以自发地说出请求。对于没有口语仿说能力的儿童，可以事先准备相应的图片，由辅助训练人员手把手辅助儿童拿起相应的图片，交到训练者手中，获取帮助。儿童可以通过反复多次的练习掌握独立运用图片求助他人的技能。

[**扩展项目**] 形状箱、小木琴及各种敲击类玩具、各类拼板等

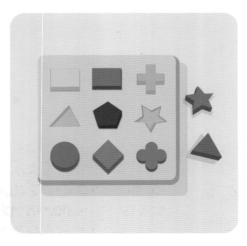

拼　板

训练项目：可以根据玩具或物品的特殊功用玩玩具

[训练目标] 提高儿童了解玩具或物品的特点，学习根据玩具和物品的功能玩玩具。

[材料] 儿童喜欢的玩具（如轨道车），生活中常见的、具有特殊功能的物品。

[操作方法] 训练者根据儿童的情况，选择儿童喜欢的电动轨道车，以夸张的表情、声音和姿势吸引儿童，辅助儿童搭建车的轨道（如果儿童能力不足，可由训练者提前搭建好）。在获得儿童的注意力时，训练者拿起与轨道配套的车，打开开关放在轨道上，几秒钟后关闭开关，希望儿童可以自己拿起车放到轨道上。如果儿童能力不足，训练者手把手辅助儿童，拿起车→打开开关→放在轨道上。随着儿童能力的提高，训练者由手把手改为半躯体辅助，或只在儿童不能独立完成的环节给予支持，直至儿童可以独立玩耍。

教学教程中可以加入儿童用口语表达要求"帮我打开""打开""帮"（或用手语、图片交换沟通）等的教学。对功能更高一点的儿童可以加入对话"我的火车开得好快啊""火车开了"……

[扩展项目] 轨道赛车、玩具电话、厨具玩具、餐饮玩具等。

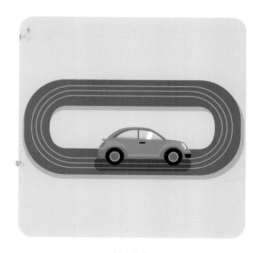

轨道车

训练项目：创新性地玩日常用品

[训练目标] 提高儿童的创造能力和想象能力，使儿童的玩耍技能得到泛化。

[材料] 日常生活中的常用物品（如储物盒）。

[操作方法] 训练者准备一个储物的小空盒子放在地上，以夸张的肢体动作和

声音（如火车的鸣笛声、汽车的喇叭声）推动盒子当车。如果儿童能力不足，可由训练者手把手辅助儿童推动盒子。随着儿童能力的不断提高，训练者可以逐步撤出辅助，由儿童独立推动盒子当车玩。在此基础上，可以不断增加新的玩法，如：把空盒子当车，把玩偶或小动物及其他物品装入车子，说："我们的汽车就要开了。"训练者推动空盒子，说："滴滴，开车了。"训练者假装把汽车开起来，运输一段距离。训练者或家长的教学目标在于引导儿童泛化独立的玩耍能力，发展创新的玩法和想象力。

[扩展项目] 坐在小凳子上当骑马、把小盆扣过来当鼓敲……

训练项目：玩由多个部分组成的玩具

[训练目标] 学习玩由多个部分组成的玩具，提高儿童操纵物品的能力，增加儿童的游戏技能。

[材料] 儿童喜欢的由多个部分组成的玩具（如玩沙及玩水工具）。

[操作方法] 运用玩沙子和玩水的玩具做游戏，是儿童比较喜欢的活动项目，活动本身就是极好的自然强化过程。训练者可以作为儿童的同伴参与游戏，在游戏中给儿童以引导，辅助他们按照组合玩具各部分的功能进行玩耍。如小铲子可以用来舀沙子装到小桶或小盘子里，小喷壶可以用来装水喷在沙子上，其他工具可以帮助挖沙子或把小物件埋藏起来……在游戏的过程中，对于可以介入用语言提出要求的儿童，可以创设情境，促进儿童运用语言，如："给我……""我要……""帮我……"或开展与情境相适宜的对话和互动语言教学。对于没有语言的孩子，可以介入运用手语或图片作为沟通。

[扩展项目] 各种组合玩具。

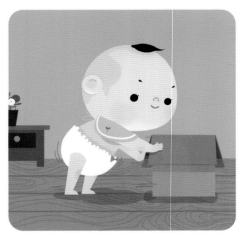

推动盒子当车

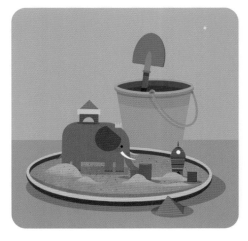

玩沙子

训练项目：玩由多个部分组成的玩具并能正确组装

[训练目标] 提高儿童独立构建、组装玩具的能力，扩展儿童对玩具的操控技能。

[材料] 由很多部分组成的玩具（如"蛋头先生"）。

[操作方法] 这个项目的训练过程要根据儿童的精细和手眼协调能力循序渐进，由易到难。首先，训练者把"蛋头先生"根据儿童能力分拆为多个部分，如先拆下"蛋头先生"的耳朵，由儿童组装完整。对于能力不足的儿童，训练者可以从手把手辅助儿童拿起"蛋头先生"的"耳朵"，装到相应的部位开始，随着儿童能力的提高，逐步撤除辅助，直至儿童可以独立完成。对于能力较好的儿童，可以部分或全部拆卸玩具，由儿童逐一安装完整。训练者可以在儿童组装玩具的过程中，只在受阻环节给予相应的支持，帮助儿童学习独立组装、玩耍同类型玩具。

[扩展项目] 成套火车、车与车库、拼板、小熊维尼聚会套装、玩具和玩具屋、餐饮套装……

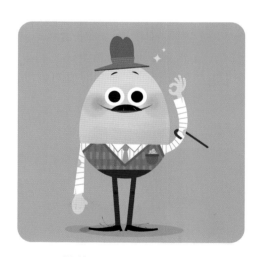

拼装玩具（"蛋头先生"）

社 会 交 往

训练项目：可以关注同伴

[训练目标] 可以关注同伴，学习与同伴有目光对视，在与同伴一起玩的游戏中获取快乐。

[材料] 儿童喜欢的游戏和活动、同龄的小朋友一个（最好是普通儿童）作为同伴。

[操作方法] 训练者选择一个儿童熟悉并且非常喜欢玩的游戏，如"拉个圆圈走走"，加入一个同龄的同伴（普通儿童）一起玩。在玩的过程中，请同伴作为游戏的引领者，大家一起唱："拉个圆圈走走，拉个圆圈走走，走走走走走走走走，看谁先 拍手（由普通小朋友说出，并主导动作的变化）。"普通儿童同时做出拍手的动作示范，训练者引导儿童关注同伴，并做出相应的动作模仿。当同伴不断变换各种不同的动作时，训练者观察到儿童的注意力维持在同伴身上时，立即给予口语表扬，说："你一直在看着小朋友，加油啊！"当儿童能力不断提升时，训练者可以指导普通小朋友只做出不同的动作变换，不发出语言提示。训练者不断鼓励儿童注视同伴的动作变化进行模仿和跟随，并根据儿童的表现及时给予口头表扬。在这样的游戏里，训练者可以作为儿童的影子，在儿童遇到困难和出现不足时，给予及时的帮助和引导，如果儿童可以跟随得很好，就不做任何干扰，直至儿童在与同伴一起游戏时，可以独立参与或发起互动。

[扩展项目] 追逐游戏、水盘箱、海洋球等。

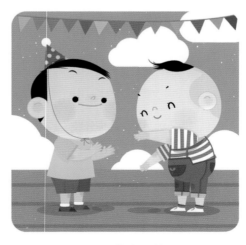

可以关注同伴

训练项目：可以向同伴提出要求

[**训练目标**] 学习向同伴提出任何形式的要求，学习在游戏中轮流、等待等社交技能，提升与同伴用恰当的方式沟通。

[**材料**] 儿童喜欢的物品或玩具（如泡泡枪）。

[**操作方法**] 训练者拿着泡泡枪，玩一次，等待儿童自发提出要求。如果儿童只是伸手要时，训练者可以出示泡泡枪在自己的眼前，当儿童有目光对视时，说："给我。"儿童模仿说出"给我"时，立即给予泡泡枪，并同时口语鼓励儿童"说得真好！给你。"对于没有语言能力的儿童，可以教儿童运用手语或"图片交换沟通"提出要求。不断重复以上过程，直至儿童可以熟练运用口语（手语、图片）独立提出要求。

当儿童可以熟练掌握与成人提出要求的时候，训练者可以邀请一个普通小朋友作为同伴参与游戏。训练者作为儿童的影子老师，跟随在儿童的身后，当儿童与同伴交流沟通的过程中，遇到困难时随时给予支持。训练者将泡泡枪交给普通小朋友玩一次后，中止同伴再玩，等待并辅助儿童对同伴说出："给我。"然后，训练者立即辅助同伴把泡泡枪给予儿童，请儿童玩，并表扬儿童："你说得真棒！"儿童玩一次后由同伴要回玩具。不断重复以上环节，直至儿童可以独立向同伴提出要求。

在此基础上，可以增加轮流等待玩泡泡枪的训练。如当同伴玩一次后，引导或辅助儿童对同伴说："该我了。"儿童玩一次后，由同伴提出要求，要回泡泡枪。不断循环，持续游戏一段时间。

随着儿童能力的不断提高，可以增加参与游戏的小朋友的数量，以增加儿童等待的时间长度，泛化对不同的同伴提出要求。也可以根据儿童情况，变化游戏

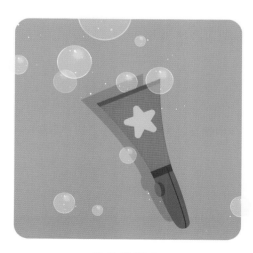

泡泡枪游戏

及语言，如在自己玩一次后主动对对方说出"该你了。"游戏规则和游戏中语言的变化，一定要在儿童完全掌握并可以熟练运用的基础上进行。在游戏中，训练者的辅助一定要适时撤除，只在儿童的受阻环节给予相应的辅助，以保证儿童可以学会独立运用所学项目。

[**扩展项目**] 玩水枪、泼水、骑小车、玩轨道车等。

训练项目：用恰当的方式表达"要"或"不要"

[**训练目标**] 通过增加与人交往的技能，儿童能正确表达出自己的喜好与意愿及增强与人的沟通能力。

[**材料**] 强化物（儿童喜欢的泡泡水）、儿童不喜欢的物品（积木）。

[**操作方法**] 训练者出示儿童喜欢的泡泡水，儿童说"我要"（或拍拍自己的胸脯、点头或出示相应图片给你）时，立即吹出泡泡，同时口头表扬："说得真好！"当训练者出示儿童不喜欢玩的积木时，教他说"不要"（或摆手、摇头或出示表示"不要"的图片），训练者马上收回积木，并立即口头描述："不要就不给你了，做得真棒！"

[**扩展项目**] 在日常生活中各种需表示拒绝的场合中练习。

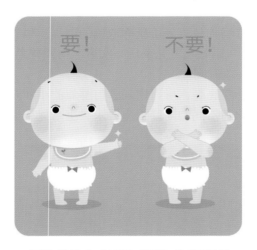

用恰当的方式表达"要"或"不要"

训练项目：用恰当的方式做出选择

[**训练目标**] 儿童能通过不同的方式正确表述自己的选择从而提高与人沟通的能力。

[**材料**] 儿童喜欢的物品（泡泡水）、儿童不喜欢的物品（积木）。

[**操作方法**] 训练者同时出示儿童喜欢的泡泡水和不喜欢的积木，儿童的手伸向泡泡水时，教他说"我要泡泡水"（递给训练者相应的图片，或用手指指向泡泡水），并立即给予泡泡水（或吹出泡泡），同时口头表扬："说得真好！给你。"当训练者给予儿童不喜欢玩的积木，儿童推开时，教他看着训练者，说："我不要积木，我要吹泡泡。"（或摆手、摇头、出示"泡泡水"的图片。）训练者马上收回积木，给予泡泡水，同时口头描述："好的，不要积木，给你泡泡水"。

[**扩展项目**] 先找出儿童喜欢的玩具，再找出儿童不喜欢的玩具，让儿童用恰当的方式做出选择。

训练项目：可以把自己喜欢的物品与同伴分享

[**训练目标**] 儿童能自发主动地与同伴分享自己的玩具并从中得到分享的快乐，进而学习社会交往技能，提高社会交往技能和与人和谐相处的能力。

[**材料**] 强化物，儿童的玩具（如小汽车），同龄的小朋友一个（最好是普通儿童）作为交流同伴。

[**操作方法**] 训练者辅助儿童拿着自己的小汽车，请同伴向儿童提出请求"给我玩一会，好吗？"（或出示"我想玩"的图片。）训练者辅助儿童给予，并立即给予强化物，同时口头表扬："太棒了！把玩具给小朋友玩了。"训练者有意安排相似的情境，重复以上环节，并根据儿童进步情况逐步撤除辅助，直至儿童可以把玩具主动给予小朋友玩一会。随着儿童能力的提高，可以过渡到能够接受将儿童自己喜欢的物品（食品、玩具）和同伴一起分享。

[**扩展项目**] 交换玩玩具；家里有小朋友来做客时，分享自己的食品和玩具给他们……

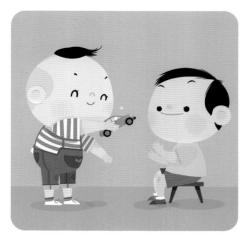

可以把自己喜欢的物品与同伴分享

训练项目：遇到困难时用恰当的方式求助

[**训练目标**] 在不同情境下儿童能正确表达自己需要帮助的意愿，从而提高表达的技能和与人沟通的能力。

[**材料**] 强化物、儿童喜欢的物品、一个透明的瓶子。

[**操作方法**] 训练者将儿童喜欢的物品放入透明的瓶子里，将瓶子放置在儿童可以看到但自己拿不到的地方。训练者教儿童说"帮帮我"（或用手语或出示相应的图片），并立即帮助他拿到瓶子，同时给予口头表扬："说得真好！我帮你拿。"当儿童在拧不开瓶子盖时，再次提示他说"帮帮我"（或用手语或出示求助的图片），并立即帮助儿童打开，同时给予口头表扬："说得特别好，我帮你打开。"儿童得到瓶子里自己喜欢的物品作为自然强化。

[**扩展项目**] 在日常生活中捕捉、创造相似情境反复练习运用。

训练项目：用恰当的方式表达拒绝

[**训练目标**] 儿童能够以正确的方式表达拒绝的意愿，从而提高其表达的技能和与人沟通的能力。

[**材料**] 儿童不喜欢的物品（如积木块）。

[**操作方法**] 训练者给予儿童积木块，当儿童推开时教他说"不要"（手势或出示相应图片）表示拒绝。当儿童用恰当的方式表达拒绝后，立即收回给予的物品，同时给予口头表扬："说得好极了，不要！"

[**扩展项目**] 在日常生活中各种需要拒绝的场合中练习。

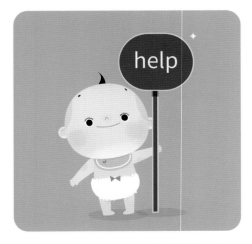

图片交换沟通系统中"帮忙"的图片

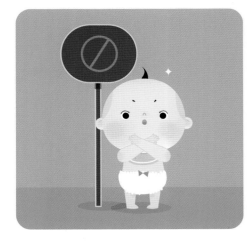

图片交换沟通系统中"不要"的图片

训练项目：可以和同伴分享自己喜欢的食品和玩具

[**训练目标**] 儿童能自发主动地与同伴分享自己的食品或玩具并从中得到分享的快乐，进而提高与人交往的技能和沟通能力。

[**材料**] 儿童喜欢的食品（如葡萄干）、一个同伴（最好是普通的同龄小朋友）。

[**操作方法**] 训练者拿着儿童喜欢吃的葡萄干，先拿出一个给儿童，说："送给小朋友。"然后，训练者立即全躯体辅助儿童把葡萄干送同伴，马上给予儿童另一个葡萄干作为对他与小朋友分享食物的奖励，同时给予口头表扬："送给小朋友吃了，你真棒！"随着儿童能力的提高，逐步撤除辅助，直至儿童可以主动与同伴分享。

[**扩展项目**] 与同伴分享自己喜欢的玩具、在日常生活中泛化，如小朋友来家里玩时主动将自己喜欢的食品或玩具给予……

训练项目：可以参与玩想象性玩法

[**训练目标**] 增加儿童的关联想象能力并能享受想象性玩法带来的乐趣。

[**材料**] 橡皮泥、小棍。

[**操作方法**] 训练者教儿童用橡皮泥搓一个圆，再插上小棍，教儿童说："一个棒棒糖。"→训练者说："给我吃吧。"→儿童说："给你。"→训练者假装吃一口，说："谢谢。"→儿童说："不客气。"

[**扩展项目**] 橡皮泥的其他想象性玩法（做糖葫芦、包饺子、做面条等）、用积木排成火车……

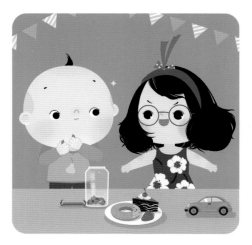

和同伴一起玩玩具厨房

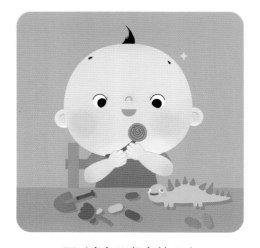

可以参与玩想象性玩法

生 活 自 理

训练项目：安静规律地入睡

[**训练目标**] 提高儿童生活自理能力并养成良好的日常习惯，培养儿童良好的睡眠习惯。

[**教学地点**] 卧室。

[**操作方法**] 儿童的睡眠规律、睡眠习惯是可塑的，良好的睡眠习惯可以减少家长看护的负担。培养儿童睡觉的时候，家里要统一行动，晚上一旦儿童休息了，家里就尽量不要再吵闹，给儿童一个安静的环境，或者在他入睡之前放一些柔和的轻音乐给他听。夜里尽量不要给儿童吃东西。一般 18 个月的儿童，白天分 3 个时段让他睡觉，上午九十点和下午四五点睡 30 分钟到 45 分钟，午休时间要长一些，其他时间让他做些事情。30 个月的儿童，一般只中午睡觉就可以了。如果下午六七点想睡，尽量不要让他睡觉，可以和他做游戏，但是不能玩得太疯狂，会影响他晚上入睡。冬天的时候，晚上洗澡可以提前些，一般在七点半洗澡。洗好后，保持室内安静，如果儿童在妈妈怀里睡着，那等 15 分钟左右，再把他轻轻放入小床。如果放下去时儿童醒了也不要紧，不要和他讲话轻轻抱起他，等儿童睡着后再放下。开始时可能有些困难，时间长了习惯了就好了。

[**扩展项目**] 安静规律地入睡、安静规律地学习等。

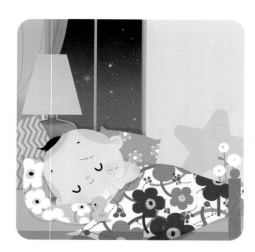

安静规律地入睡

训练项目：脱掉鞋子

[**训练目标**] 训练儿童独立脱掉鞋子的技能，培养其生活自理能力。

[**材料**] 软胶底布鞋。

[**操作方法**] 每次需要脱鞋子的时候，训练者手把手辅助儿童用手握住鞋子的后跟，把鞋子脱掉。在练习时，根据儿童能力逐渐撤消辅助，从手把手辅助过渡到少许辅助，直至儿童能独立完成，并在每个阶段给儿童一定的强化。开始练习的时候，给儿童穿宽松的软底布鞋，容易操作。辅助的时候注意，脱左脚鞋子用右手操作，脱右脚的鞋子用左手操作。

[**扩展项目**] 帮玩具娃娃脱鞋子、脱袜子等。

训练项目：如厕前拉下裤子

[**训练目标**] 训练儿童独立如厕的技能并能完成如厕前的行为步骤。

[**材料**] 橡皮筋裤子或者已解开扣子的裤子。

[**操作方法**] 每次在如厕前，训练者手把手辅助儿童用手抓住裤腰，把裤子脱到膝盖。在练习时，根据儿童能力逐渐撤除辅助，从手把手辅助过渡到少许辅助，直至儿童能独立完成，并在每个阶段给儿童一定的强化。开始练习的时候，给儿童穿宽松的单裤子，容易操作。辅助是很好的手段，最终目的是为了撤除辅助使儿童独立完成。

[**扩展项目**] 玩过家家游戏、帮布偶脱裤子等。

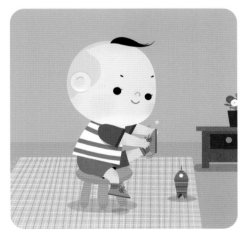

脱鞋子

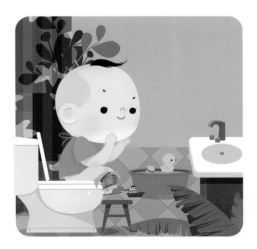

如厕前拉下裤子

训练项目：用毛巾擦手

[**训练目标**] 提高儿童生活自理能力，教会儿童用毛巾擦手。

[**材料**] 毛巾。

[**操作方法**] 每次帮助儿童洗完手的时候，训练者辅助儿童用右手拿起毛巾，把左手擦干。再换手，左手拿毛巾把右手擦干。重复操作多次，逐渐撤除辅助，直至儿童能独立完成。

[**扩展项目**] 帮助布偶擦手、左右换手练习等。

训练项目：用杯子喝水

[**训练目标**] 提高儿童生活自理能力，训练儿童能自己独立喝水的能力。

[**材料**] 儿童水杯 1 个（最好是塑料的）。

[**操作方法**] 当儿童口渴的时候，开始练习此项目，如果儿童配合稍差，也可以把水换成儿童喜欢喝的果汁。训练者把倒有水的杯子放在桌子上，然后站在儿童身后，辅助儿童拿起水杯，把杯口放在双唇之间，逐渐倾斜，让儿童慢慢地把水喝完。每次喝水时都要坚持练习，并逐渐撤除辅助，直到儿童独立用杯子喝水。根据儿童的具体情况，决定儿童喝水的量。

[**扩展项目**] 干杯游戏、喝果汁、帮家人递水杯、给花（鱼）浇（换）水等。

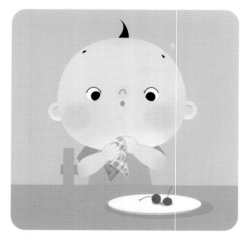

用毛巾擦手

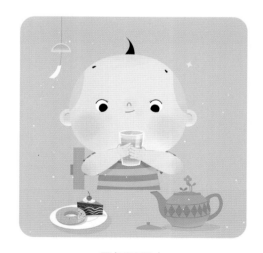

用杯子喝水

训练项目：用勺子吃饭

[训练目标] 提高儿童生活自理能力，教会儿童用勺子独立进食。

[材料] 儿童用勺子 1 个。

[操作方法] 首先从教儿童使用勺子喝粥开始，把温度适中的小碗粥放在桌子上，让儿童坐在桌子旁边，训练者辅助儿童用手抓握勺子，舀上粥送到儿童的嘴巴里（允许儿童有漏洒）。反复辅助练习，并逐渐撤除辅助，直到儿童能独立使用勺子喝粥，然后换其他食物练习。初期最好使用儿童喜欢的食物，并在儿童有需求的时候进行练习。

[扩展项目] 用勺子喝水、分食物等。

训练项目：拉开拉链

[训练目标] 提高儿童生活自理能力，教会儿童正确使用拉链。

[材料] 拉链皮包，拉链衣服。

[操作方法] 儿童使用拉链的一般步骤为：

1. 辅助儿童使用书包上的拉链，直到能独立合上或拉开。

2. 当儿童穿好带拉链的衣服，帮助儿童把拉链对好，辅助儿童学习合上和拉开拉链。

3. 把衣服放在桌子上，辅助儿童平面对好拉链，直到儿童能独立完成。

4. 当儿童穿好带拉链的衣服，辅助儿童对好拉链并拉上和拉下，直到儿童能独立完成。

逐渐撤除辅助，当第一步骤完成后，开始辅助儿童第二步骤，并强化，直到

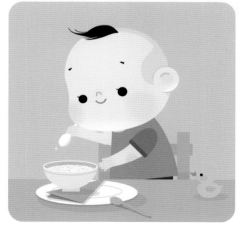

用勺子吃饭

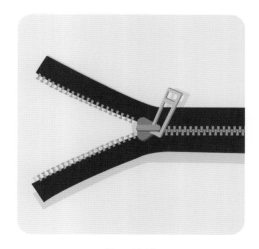

拉开拉链

儿童能独立完成。多在生活中练习并泛化。

[**扩展项目**] 穿、脱外衣，拉开和关上简易衣柜，帮助家里收放衣服等。

训练项目：脱袜子

[**训练目标**] 提高儿童生活自理能力，教会儿童脱袜子的技能。

[**材料**] 儿童袜子。

[**操作方法**] 在给儿童脱右脚袜子的时候，训练者辅助儿童用右手抓住袜子的趾端部分，左手抓住袜子的脚后跟部分，用力把袜子脱下来。同理操作脱左脚的袜子。从宽松的袜子练起，重复操作多次，逐渐撤除辅助，直至儿童能独立完成。

[**扩展项目**] 帮布偶脱袜子、左右换手项目等。

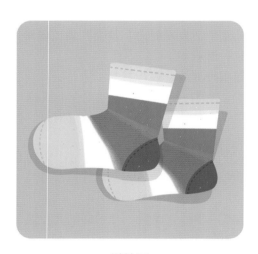

脱袜子

30—48 个月

要　　求

训练项目：使用"什么""哪里""为什么""谁""怎么"句式提问，要求获得语言信息

[训练目标] 儿童能通过不同的疑问词自发主动地提出问题并要求获得对方的回答。

[材料] 在自然情境中对儿童有强化作用的物品或活动。

[操作方法] 在动机操作下，1 个小时内儿童要自发地使用 2 种不同的 WH 问句或其他问题提问，要求获得不同的语言信息。"那是什么？""你在干什么？""我们去哪儿？""我能走吗？""你有 _____ 吗？""谁来了？""我们什么时候能走？"

训练项目：儿童能够有礼貌地要求停止自己所厌恶的活动，或者是拿走某些自己不喜欢的物品

[训练目标] 儿童能通过恰当且具有礼貌性的语言表达自己的厌恶或不喜欢的意愿从而达到要求移除该物品或停止该做法的目的。

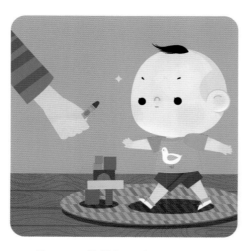

"不了，谢谢你，我不想玩了"

[**材料**] 在自然情境中对儿童有强化作用的物品或活动。

[**操作方法**] 在给儿童拍照的时候，如果儿童不喜欢闪光灯闪烁就要提示儿童表达："请把闪光灯关掉。"

[**扩展项目**] "请让开一下。""请别那样做。""我能休息一会吗？""不了，谢谢你，我不想玩。""我现在可以走了吗？"

儿童能够在5种不同的情境下有礼貌地、恰当地要求停止自己所厌恶的活动，或者是拿走某些自己不喜欢的物品。

训练项目：能用不同的形容词、介词或副词提要求

[**训练目标**] 儿童在提出要求时，语言架构中不仅有名词和动词，还包括其他的语言成分，如形容词、介词、副词，使语言的表达更具体细致，所提出的要求意愿更清晰。

[**材料**] 在自然情境中对儿童有强化作用的物品或活动。

[**操作方法**] 训练者手里拿有不同颜色的气球，如果儿童走过去去拿其中的一个（红色的气球），训练者要立即给予语言提示"我要红色的气球"，儿童仿说"我要红色的气球"，即可得到红色的气球。

训练者和儿童一起玩过家家的游戏，当训练者把娃娃放在了"木房子的外面"时，儿童却拿起娃娃放在了"木房子的里面"。训练者可以故意将其再放回到"木房子的外面"，当儿童想去调整位置的时候，训练者便将娃娃拿在自己的手里，提示儿童说："把娃娃放在木房子的里面。"

训练者和儿童一起玩追逐的游戏，让儿童跑在前面，训练者故意跑得慢一点。当儿童不断回头看并跑回来拉训练者的手或衣服要求其跑快一点的时候，这时教

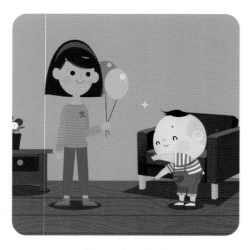

"我要红色的气球"

儿童表达："你跑快一点。"（或"你跑快一点，好吗？"）

不断地反复训练，随着儿童能力的提升，训练者要逐步撤除语言提示，直至儿童独立表达。

[扩展项目]"我想要蓝色的汽车。""把它放进盒子里。""你躲在桌子底下。""这是我的一张纸。""我想要一个大的饼干。"

儿童能用 10 个不同的形容词、介词或副词提要求。

训练项目：对如何做某事或怎样参加一项活动，能够给出指导、指令或解释

[训练目标]儿童能够向其他人功能性地提要求。

[材料]在自然情境中对儿童有强化作用的物品或活动。

[操作方法]训练者、儿童和辅助者 3 个人一起玩跳棋的游戏，训练者问询辅助者怎么玩跳棋的游戏，辅助者说："先把棋子摆在棋盘上，我先跳，你再跳，最后是宝宝跳。"训练者假装没听清楚，辅助者提示儿童说："先把棋子摆在棋盘上，我先跳，你再跳，然后就是宝宝跳。"在训练者向辅助者问询的时候，如果儿童具备了从辅助者那里获取游戏规则的能力，辅助者就不必给其语言提示了，给儿童自己提要求的机会。

[扩展项目]"别把笔放在嘴里。""来这里坐下。""轮到你了。""你去藏起来，我来数数。"

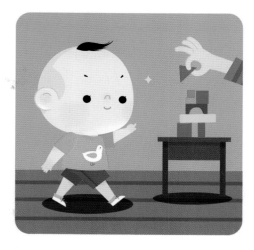

儿童指导他人搭积木

训练项目：要求他人注意自己的对话性语言行为

[**训练目标**] 要求听者去注意自己的语言行为。

[**材料**] 在自然情境中对儿童有强化作用的物品或活动。

[**操作方法**] 训练者和儿童一起做手工（用皱纹纸粘贴的苹果树），做完后，训练者引导儿童给其他人展示自己的作品，"某某，看我做的苹果树，上面结满了苹果，苹果甜甜的。"听者故意忙着做其他事情，不加以理睬。训练者再次引导儿童说"某某，你听我说啊！"

[**扩展项目**] "我要告诉你……""他是这样说的……""我告诉她……""你知道她说了什么吗？"

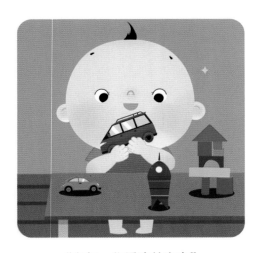

"老师，你看我的汽车"

命　　名

训练项目：对物品分别进行颜色、形状和功能的混合命名

[**训练目标**] 儿童能完成对物品的 3 种特征或功能的混合命名。

[**材料**] 使用儿童在自然情境中能找到的、会命名的常见物品。

[**操作方法**] 训练者准备 3 张图片，分别是圆形的绿色球、长方形的蓝色毛巾、椭圆形的褐色巧克力。每次呈现一张图片，训练者拿球的图片提问儿童："这是什么颜色的？"呈现第二张毛巾的图片问："你用它干什么？"最后呈现巧克力的图片

问："这是什么形状的？"。训练者可随意打乱问题和图片的顺序。如果儿童不能回答，训练者在提出问题后要立即给予答案，要求儿童加以仿说，不断地反复训练。随着儿童能力的提升，训练者要逐步撤除语言提示，直至儿童能够独立命名。

[**扩展项目**] 儿童能正确命名 5 个物品的颜色、形状和功能。

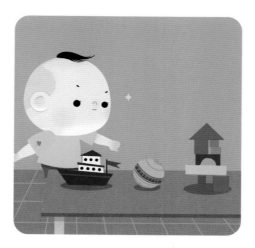

对物品进行颜色、形状和功能的混合命名

训练项目：使用不同的方位词（例如：里面、外面、上面、下面）、代词（例如：我、你、我的、你的）命名

[**训练目标**] 儿童能命名物体空间关系和使用代词进行命名。

[**材料**] 使用儿童在自然情境中能找到的、会命名和辨别的常见物品。

[**操作方法**] 训练者和儿童一起玩玩具车过桥的游戏，用木制积木搭好一座桥。训练者先来开车。当玩具车开到桥的上面时，训练者提问儿童："汽车开到哪里了？"并立即给予语言提示："在桥上面了。"当玩具车开到桥的下面时，训练者再次提问儿童："汽车开到哪里了？"并立即给予语言提示："在桥下面了。"当训练者开完，可以提问儿童："轮到谁了？"给予语言提示："轮到我了。"当儿童开完的时候，再提问儿童："轮到谁了？"给予语言提示："轮到你了。"如果儿童不能回答，训练者在提出问题后要立即给予答案，要求儿童加以仿说，不断地反复训练。随着儿童能力的提升训练者要逐步撤除语言提示，直至儿童能够独立表达。

[**扩展项目**] 儿童能够使用 4 个不同的方位词、代名词加以命名。方位词有前面、后面、旁边、中间、对面等。

训练项目：除颜色、形状外，使用不同的形容词（例如：大、小、长、短）、副词（例如：快、慢、轻轻地、悄悄地）命名

[训练目标] 儿童能命名物体的不同特征的属性（例如：大小、长度、重量、材质）、动作的属性（例如：速度、连贯性、强度）、物体之间不同特征属性的对比（例如：长和短、轻和重、旧和新、快和慢）。

[材料] 使用儿童在自然情境中能找到的、会命名和辨别的常见物品。

[操作方法] 引起儿童的注意后，训练者呈现两个一样但长短不同的铅笔，提示："指一指哪个是长的。"如果儿童不知晓长短的属性，训练者就要立即给予躯体辅助（辅助儿童用示指指出长的铅笔）或姿势辅助（训练者伸出示指指出长的铅笔）。训练者再拿起长的铅笔说"长的铅笔"，要求儿童仿说"长的铅笔"。不断地反复训练，随着儿童能力的提升，训练者要逐步撤除语言提示，直至儿童能够独立表达。当儿童能够独立完成的时候，训练者要泛化到其他物品（筷子、尺子、裤子等），学会了"长"的属性，再进一步学习"短"的属性，操作方法同上。

当儿童学会对单一属性的认知之后，还可以继续进一步拓展到对两个物体或动作对比的属性的学习上。例如：训练者呈现一段视频，播放两辆车比赛，提问儿童："哪辆车跑得快？"如果儿童不能正确回答，训练者给予其语言提示"蓝色的车比黑色的车跑得快"，要求儿童仿说。训练者还可以提问儿童："哪辆车跑得慢？"

[扩展项目] 其他相反概念的形容词：高/低、开/关、硬的/软的、热的/冷的、薄的/厚的、湿的/干的、干净的/脏的、空的/满的。

儿童能够完成除颜色、形状外，使用4个不同的形容词、副词命名。

训练项目：用完整的句子命名，且句子中包含至少4个词

[训练目标] 训练儿童能够表达由4个以上的词语组成的完整句子。

[材料] 使用儿童在自然情境中会命名的常见物品和动作。

[操作方法] 引起儿童注意后，训练者呈现几张图片，提问儿童"指一指大的草莓蛋糕"，并拿起图片说"这是一个大的草莓蛋糕"，要求儿童仿说"这是一个大的草莓蛋糕"，不断地反复训练，直到儿童能够独立命名。

[扩展项目] "那是一个红色的苹果。""我爸爸在那里。""那是他的书包。""他贴了一朵花在上面。"

训练项目：能够命名1000个词汇，包括名词、动词、形容词等

[训练目标] 确定儿童的命名技能达到了何种程度。

[材料] 使用图画书、场景图、图片，以及常见物品、动作及属性。

功能、特征、类别的听者回应

训练项目：从一组 10 个物品或图片中进行功能、特征、类别的选择，每组混淆的物品或图片的其中 3 个在颜色、形状或类别与答案相似，提问方式为"什么""哪个""谁"

[训练目标] 能够从非常相似的物品中正确辨别出所选的物品。

[材料] 使用儿童能命名和进行听者辨别的物品或图片。

[操作方法] 引起儿童的注意后，训练者呈现 10 张图片，分别是小盒子（长方形的）、皮球、电话、剪刀、椅子、香蕉、迷你故事书（长方形的）、雨伞、橡皮泥（长方形的）、肥皂（长方形的）。提问儿童："请指一指你用什么洗手。"训练者同时立即给予躯体辅助（辅助儿童用示指指出肥皂的图片或者辅助儿童拿起肥皂的图片给训练者看）或姿势辅助（训练者伸出示指指出肥皂的图片）。不断地反复训练，随着儿童能力的提升，训练者要适时撤除辅助，直至儿童独立完成。

[扩展项目] 如果目标物品是吸管，可以问儿童："你用什么吸果汁？"相似物品可以是铅笔、筷子、小刀。

儿童能根据功能、特征、类别问题，从包含 3 个相似物品的 10 个物品中，正确选出物品，共 25 种。

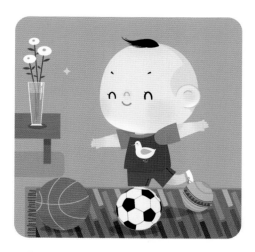

根据功能、特征、类别问题找物品

训练项目：根据 2 个功能、特征或类别的语言内容从书中能够找到物品

[训练目标] 儿童能回应有 2 个限制词的功能、特征或类别问题。

[材料] 使用儿童能命名和进行听者辨别的物品或图片。

[操作方法] 如让儿童找黄色的水果。当训练者和儿童一起看故事书的时候，可以先让儿童"找一找黄色的东西"，如有香蕉、葡萄、黄色的衣服等，然后再让儿童找"黄色的水果"。

[扩展项目] "找一找正方形的看时间的。""你看到有拉链的衣服了吗？""找一找会跳的动物。""你能找到圆形的食物吗？"

儿童能根据 2 个功能、特征、类别的语言内容（特征、功能或类别），找到 25 个物品。

训练项目：根据 3 个语句中的词语成分（动词、形容词、方位词、代词），从书中或自然环境中找到物品

[训练目标] 儿童能回应有 3 个限制词的功能、特征、类别问题。

[材料] 使用自然环境中的物品、场景图和故事书。

[操作方法] 如让儿童找在天上飞的动物。当训练者和儿童一起看故事书的时候，训练者可以提问儿童："请指一指在天上飞的。"答案有飞机、风筝、老鹰等。训练者再让儿童指在天上飞的动物。

[扩展项目] 当训练者和儿童一起在动物园观赏动物的时候，可以提问儿童"假山后面那个会爬树的是什么动物？"在客厅，训练者可以问询儿童："桌子上面很高的那个是什么东西？"在冷饮店，可以问询："白色的，吃起来凉凉的那个

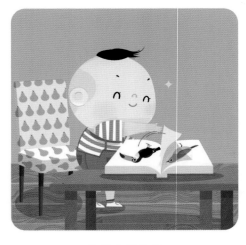

从书中找物品

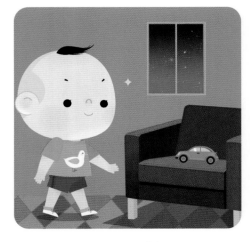

根据限制词找物品

是什么？"

儿童能根据 3 个语句中的词语成分（动词、形容词、方位词、代词），从书中或自然环境中找到物品，共 25 个。

训练项目：就同一个话题，按顺序提出 4 个不同的功能、特征或类别问题，儿童能从故事书或自然环境中选择正确的物品

[**训练目标**] 儿童能就同一话题，对不同的 WH 问题做出回应。

[**材料**] 使用儿童能命名和进行听者辨别的场景图或故事书。

[**操作方法**] 当训练者和儿童一起在游戏区玩火车时，训练者可以提问："你的火车在哪里开呢？"（指轨道）"是什么让火车在轨道上跑呢？"（指轮子）"哪个是车头？"（指棕色的）"它拉的车厢是哪个？"（指红色的）如果儿童不知晓问题的答案，训练者就要给予其姿势辅助（训练者伸出示指指出正确的图案）。不断地反复训练，随着儿童能力的提升，训练者要适时撤除辅助，直至儿童独立完成。

[**扩展项目**] 在自然情境中，对一个话题，儿童能够以对话的形式回答不同 WH 问题。对于儿童已掌握的听者辨别和命名的 WH 问题，进行对话式的反应。比如，去动物园前，提问："可以去哪里看到动物？"儿童可回答："动物园。"在动物园里，提问："什么动物有长长的脖子？"儿童可回答："长颈鹿。"提问："海豚在哪里生活？"回答："海洋或海洋馆。"

训练项目：能够回应 1000 个不同的功能、特征或类别问题

[**训练目标**] 儿童能回应大量功能、特征或类别问题。

[**材料**] 使用故事书、场景图、自然情境中的材料等。

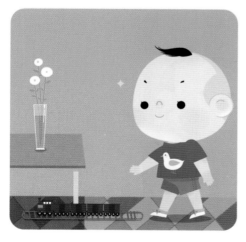

一起玩火车时提问

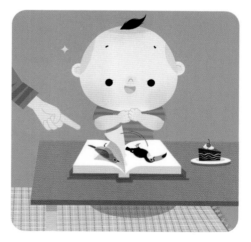

一起看书时提问

[**操作方法**] 当训练者和儿童一起看故事书的时候，训练者可以提问儿童"你在哪里吃饭？""他在建什么？""你去哪里买牛奶和面包？""谁的头上戴了帽子？""哪一个可以装东西？"等等。

如果儿童不知晓问题的答案，训练者就要给予其躯体辅助（辅助儿童用示指指出正确的图案）或姿势辅助（训练者伸出示指指出正确的图案）。不断地反复训练，随着儿童能力的提升，训练者要适时撤除辅助，直至儿童独立完成。

互 动 语 言

训练项目：自发地对别人的话（可能有一部分是要求）做出回应

[**训练目标**] 儿童能够对他人的话做出正确反应并能够回应对方。

[**材料**] 自然环境中。

[**操作方法**] 当儿童自身还不具备自发地回应他人的话时，训练者要给予其语言提示，如训练者和儿童在一起玩积塑拼插的游戏时，训练者说："我做了个轮船。"训练者提示儿童看着训练者的眼睛回应："我做了个火车。"儿童加以仿说。再进行积塑拼插，训练者说："我做了个电视塔。"训练者提示儿童看着训练者的眼睛回应："我做了个城堡。"儿童加以仿说。不断地反复训练，随着儿童能力的提升，训练者要适时撤除辅助，直至儿童在这种情境下独立回应训练者的话。

[**扩展项目**] 例如：当儿童听到"今天我们要去动物园"时，他可能会自发地说出"动物园有好多动物"。当儿童听到"饼干筒打不开了"时，他会自发地说"我

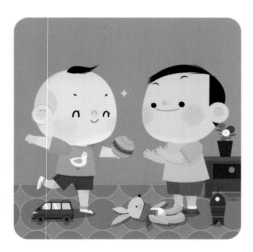

自发地对别人的话做出回应

来帮你"。当儿童坐在一群儿童中，听到"谁能告诉我这个是什么蔬菜"的问题时，他会回答"芥菜"。当听到"谁要糖果"时，说"我要巧克力"。

儿童能够自发地对 20 个互动性语言（可能有一部分是要求）做出回应。

训练项目：回答 300 个不同的互动性问题

[**训练目标**] 确定儿童的互动性语言技能得到提升。

[**材料**] 准备问题列表。

[**操作方法**] 训练者拿问题列表提问儿童"你最喜欢看哪部动画片？""小鱼在哪里游？""谁送你到学校的？""谁有长脖子？""交通工具都有什么？"等等。对于有些问题如果儿童不能正确回答，训练者就要给予其语言提示。

训练项目：阅读故事书中的一段话（15 个字以上的），能够回答 2 个问题

[**训练目标**] 儿童能关注成人读的故事书，并回答相应的问题。

[**材料**] 儿童故事书（以人物为主的故事书最佳，以便于孩子观察故事中人物的表情变化）。

[**操作方法**] 与儿童一起阅读一段《泡泡熊》——"'泡泡熊，泡泡熊，我们家的门坏了。'鼹鼠莉莉来到泡泡熊家，着急得都快要哭出来了。"训练者可以提问："鼹鼠莉莉来到了谁的家？""鼹鼠莉莉跟泡泡熊说了什么？"

[**扩展项目**] 成人与儿童一起看《三只小猪》的故事，成人可以问："大灰狼做什么了？""所有的小猪都去哪里了？""小猪的房子是用什么做的？"

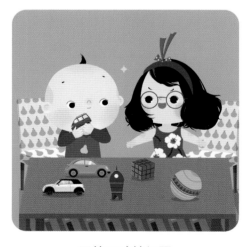

回答互动性问题

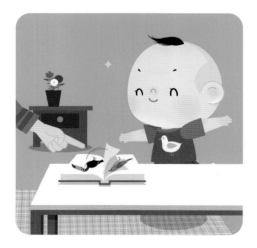

阅读故事书并回答问题

训练项目：用 8 个以上的字，描述不同的事件、视频或故事等

[**训练目标**] 训练儿童能对不是在目前发生的事物进行描述，能用连贯的方式描述事情，使得别人能听懂发生了什么事情。

[**材料**] 事件、视频、故事。

[**操作方法**] 儿童跟爸爸周末去了"DIY 工作室"做饼干，回来后训练者问询儿童："你跟爸爸去了哪里？"如果儿童不能回答，训练者可以拿出做饼干时拍的录像或照片，边看录像或照片边提示儿童"去了 DIY 工作室"，让儿童仿说，再继续问询："你们做了什么？""我和爸爸做饼干、烤饼干。"

多创设这样的情境帮助儿童延迟回忆、表达已发生过的事情。需要注意的是，儿童最初学习的时候，待事情发生后即可问询有关信息，待儿童的能力得到进一步提升后，再延长问询的间隔时间。起初问询信息时要提供儿童视觉支持，帮助儿童理解问题和正确表达。

[**扩展项目**] 看动画片或故事书。

儿童能用 8 个以上的字，描述 25 个不同的事件、视频或故事等。

训练项目：能回答针对一个主题的 4 个方面的 WH 问题

[**训练目标**] 儿童能回应同一主题的、不同方面的 WH 问题。

[**材料**] 话题。

[**操作方法**] 例如围绕游乐场展开提问。引起儿童的注意后训练者提问儿童："游乐场在哪里？""游乐场里有什么？""谁带你去游乐场？""为什么去游乐场？"如果儿童不能正确回答，训练者就要给予其语言提示，不断地创设各种与

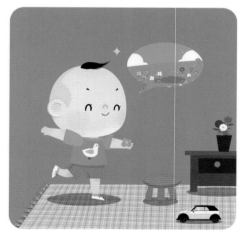

用连贯的方式描述事情

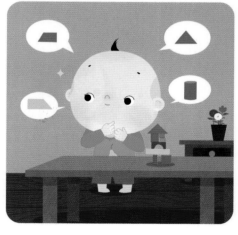

回应同一主题不同方面的 WH 问题

儿童切身生活相关的主题进行练习，从而提高其针对一个主题，回应不同的 WH 的问题。

[扩展项目] 围绕上学展开话题的提问："你去哪里上学？""你要带什么去上学？""谁送你去上学？""学校里都有谁？"

儿童能够回应针对 10 个主题的 4 个方面的 WH 的问题。

语 言 架 构

训练项目：除了仿说之外，能够用量词和名词组合、物主代词和名词组合在要求、命名、互动式语言操作中进行表达

[训练目标] 能用量词和名词组合、物主代词和名词组合进行表达。

[材料] 日常或课堂用品。

[操作方法] 引起儿童的注意后，训练者呈现桌子的图片提问儿童："你看见了什么？"儿童回答："一张桌子。"训练者呈现自行车的图片，提问儿童："这是谁的车？"回答："哥哥的车。"如果儿童还不能使用量词和名词组合、物主代词和名词组合进行表达，训练者就要给予其语言提示，不断地反复训练并给予其大量的相关练习，帮助儿童丰富语言表达。

[扩展项目] 量词和名词组合：一张床、一支笔、一幅画、一瓶水、两个小朋友……物主代词和名词组合：弟弟的牙刷、爸爸的刮胡刀、狗的屋子、爷爷的上衣……

儿童能够用 10 个量词和名词组合、物主代词和名词组合进行表达。

训练项目：能用"已经"和动词组合表达已经发生的事情，用"将要"和动词组合表达将要发生的事情

[训练目标] 除了仿说之外，在要求、命名、互动式语言操作中能够用已经和动词组合表达已经发生的事情，用将要和动词组合表达将要发生的事情。

[材料] 日常或课堂用品。

[操作方法] 引起儿童的注意后，训练者问询儿童："你吃饭了吗？"儿童回答："我已经吃了。"或者回答"一会儿去吃饭。"如果儿童还不能表达已经和将要发生的事情，训练者就要给予其语言提示，不断地反复训练并给予其大量的相关练习，帮助儿童丰富语言表达。

[扩展项目]"你去游泳了吗？""我已经去过了。"或者回答"我一会就去。"

儿童能够用已经和 10 个动词组合、用将要和 10 个动词组合进行表达。

训练项目：用以 2 个形容词、方位词或代名词进行修饰的名词来表达

[训练目标] 儿童能正确使用形容词（颜色、形状、大小、气味）、方位词（不同的空间位置）或代名词来修饰名词。

[材料] 日常或课堂用品。

[操作方法] 引起儿童的注意后，训练者问询儿童："这是谁的木偶？" 儿童回答："这是我的木偶。""把木偶放在哪里？" 回答："放在椅子上。""这是个什么样的木偶？" 回答："红色的木偶。" 如果儿童还不能表达已经和将要发生的事情，训练者就要给予其语言提示，不断地反复训练并给予其大量的相关练习，帮助儿童丰富语言表达。

[扩展项目] 例如："我想要漂亮的花。""把火车放在轨道上。""我要草莓味饼干。"

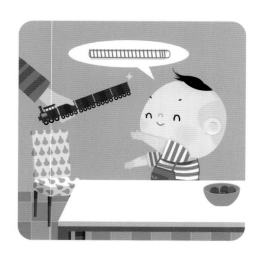

把火车放在轨道上

训练项目：用以 2 个副词、方位词或代名词进行修饰的动词来表达

[训练目标] 儿童能用副词（哪里、什么时候、怎么做等）、方位词或代名词来修饰动词。

[材料] 日常或课堂用品。

[操作方法] 训练者和儿童一起看故事书，训练者问询儿童："乌龟在干什么？" 儿童回答："它在走路。""它怎样走路？" 回答："慢吞吞地走路。""乌龟在哪里走？" 回答："在草地上走。" 如果儿童不能回答，训练者就要给予其语言提示，

不断地反复训练并给予其大量的相关练习，帮助儿童丰富语言表达。

[扩展项目]"使劲推我。""在游乐场玩。""我很努力地拍球。""上台阶。"

训练项目：能用名词和动词短语说出语法正确的包含 5 个以上词语的从句或句子

[训练目标]儿童能使用名词和动词正确组合表达出更长、更复杂的句子。

[材料]日常或课堂用品。

[操作方法]鼓励儿童讨论他感兴趣的话题，如一部电影或特定事件。然后可以提问："《绿野仙踪》里的巫婆发生什么事了？"儿童会回答："多萝西把水倒她身上的时候，她融化了。"或者可以问儿童："你怎么不去外面玩了？"儿童能回答："外面下雨了。"或者回答："我生病了。"或者回答："功课还没做完。"

[扩展项目]"风刮得好大啊，把树都吹倒了。""屋子里很黑，没有一点光亮。"

视 觉 表 现

训练项目：按图搭立体积木

[训练目标]提高儿童的视觉观察力和空间感知力及对物品形状、颜色、位置等同类属性的对比能力，能按照图纸形状搭积木。

[材料]画有积木的图纸、与图纸对应的积木。

[操作方法]训练者拿出画有积木的图纸，吸引儿童注意力后，同时拿出和图纸相对应的积木，同时训练者说："按图搭积木。"训练者立即辅助儿童手把手

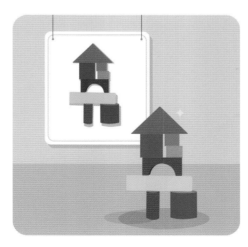

按图搭积木

按照图纸的样子把积木搭好。重复多次后，训练者应逐步撤除辅助，促使儿童可以独立完成。当儿童能够独立按图搭积木，根据儿童实际情况可以增加积木的数量，并且操作多次，直至儿童能独立完成按图搭积木。

[扩展项目] 儿童能按照图纸拼插玩具、按图搭多块积木。

训练项目：按照类别分两类物品

[训练目标] 提高视觉辨别的能力，训练儿童按类分物的能力。

[材料] 准备两类物品图片。

[操作方法] 训练者准备两类图片："水果类4张和动物类4张。训练者将水果类中的一张卡片和动物类中的一张卡片分别放在桌子的中间，两张卡片之间的间隔距离大概20cm，把剩余的卡片放在两张卡的下面。获取（吸引）儿童注意力后，训练者说："把同一类物品放在一起。"训练者立即辅助儿童将动物类和水果类分别归类。儿童把同类的物品放在一起后，训练者说："你把同类的物品放好了，真是好样的！"重复多次。根据儿童实际情况可以增加多余的物品，儿童能将两类物品归放在一起，而将多余物品忽略。

[扩展项目] 按照类别分3类物品，按照类别分3类物品并增加多余物品，按照类别分4类物品，按照类别分4类物品并增加多余物品。

训练项目：延后2秒模仿摆放两样物品

[训练目标] 提高视觉能力，训练儿童对物品空间位置的记忆能力，能按原有的顺序摆放物品。

[材料] 准备两样常见物品。

[操作方法] 训练者吸引儿童注意力后，先摆放两样物品（如勺子、碗）放在

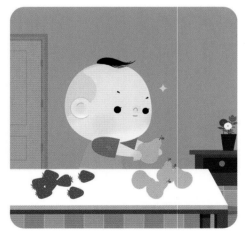

按照类别分两类物品

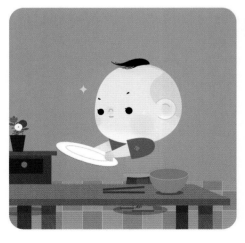

按记忆摆放物品

桌子上然后拿走。延迟 2 秒，训练者说："按原来的顺序摆好。"训练者辅助儿童按原来的顺序摆放好，重复多次。儿童能独立完成，根据儿童实际情况就可以摆放 3 样物品（如勺子、碗、杯子），延迟 2 秒让儿童能够按原来的顺序摆放好。重复多次后，训练者应逐步撤除辅助，促使儿童可以独立完成。当儿童如果能够独立完成的时候，可以适当地延迟长时间，并且操作多次，直至儿童能独立完成。

[扩展项目] 儿童能延后 5 秒模仿摆放 4 样物品。

训练项目：按顺序排列数字

[训练目标] 提高视觉辨别能力，训练儿童对数字顺序的记忆能力，按照数量排列顺序。

[材料] 准备数字卡片 1~5。

[操作方法] 训练者准备数字卡片 1~5，训练者将 1 和 5 先摆好，训练者吸引儿童注意力后，训练者说："我们按顺序把 1、2、3、4、5 摆好。"然后训练者辅助儿童把 2、3、4 排放在 1 和 5 的中间。重复多次后，训练者应逐步撤除辅助，促使儿童可以独立完成。直到儿童能独立将 2、3、4 摆在 1 和 5 的中间。逐渐地训练者只摆放数字 1，让儿童将 2、3、4、5 顺序摆放好。重复多次后，把数字 1、2、3、4、5 直接都给儿童，儿童也能将 1、2、3、4、5 的顺序排列好。根据儿童实际情况可以增加数字到 10。

[扩展项目] 按大小顺序、数量多少、长短、颜色深浅排列等。

训练项目：按一定规律排列

[训练目标] 提高儿童对事物的规律性的认知和理解并能正确按照其规律完成排列或操作行为。

[材料] 红色和黄色的雪花片若干。

[操作方法] 训练者准备 6 个雪花片（3 个红色和 3 个黄色），在儿童面前摆放一张小桌子，坐在儿童的对面（注意镜面操作），引起儿童注意后立刻把雪花片按照"红—黄—红—黄"的规律排列 4 个，把剩余的两个雪花片交给儿童，然后全辅助儿童放好，及时给予强化和收回雪花片。如此反复操作多次，逐步撤除辅

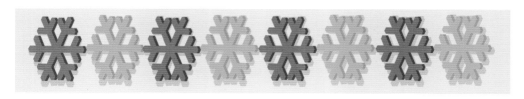

按一定规律排列

助并反复练习，直到儿童能独立完成后增加操作数量。通过以上方法，泛化到其他的规律排列。

[扩展项目] 按 123—123—123、112233—112233 等规律排列。

训练项目：按事件的逻辑顺序排列

[训练目标] 提高儿童对事件发展顺序的认知和理解并能按顺序排列。

[材料] 吃西瓜图片 1 套。

[操作方法] 训练者一开始先让儿童学习排列两张图片的顺序，图片有：一块西瓜的图片和只剩西瓜皮的图片。把图片叠起来，通过闪卡游戏来让儿童理解（闪卡游戏：手上同时拿几张图片，一张看完后迅速换成另一张的游戏方法）。训练者和儿童面对面坐好，对儿童说："我们要吃西瓜了。"训练者给儿童示范吃西瓜，吃一口马上闪出下一张图片。然后给儿童吃西瓜，同样当儿童吃完了一口，马上闪出另一张图片。互动的游戏增加儿童的兴趣，并提高儿童对事物发展的理解，然后转换角色来操作。最后泛化到接受性项目中，辅助儿童按顺序排列好，逐步撤除辅助，当儿童独立完成后，可以增加图片的数量，例如：一块西瓜→吃了一口→吃了两口→西瓜吃完了。

[扩展项目] 排列喝水、喝酸奶、吃香蕉、吃蛋糕图片顺序，排列早中晚的图片顺序，排列植物生长图片顺序等。

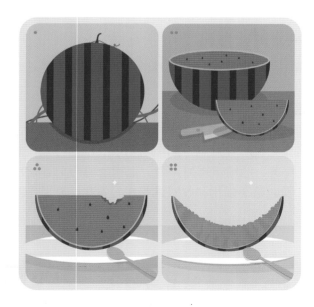

按事件的逻辑顺序排列

训练项目：按事物的属性顺序排列

[**训练目标**] 提高儿童对事物同类属性排列顺序的认知并能正确完成其排列。

[**材料**] 从大到小的套杯 1 组（颜色和形状相同）。

[**操作方法**] 训练者先从大、中、小 3 个套杯开始排列，在儿童面前摆放一张小桌子，坐在儿童的对面，引起儿童注意后立刻把 3 个套杯放在桌子中间的位置并发指令"按从大到小的顺序排列"，然后全辅助儿童把 3 个套杯放好，及时给予强化和收回套杯。如此反复操作多次，逐步撤除辅助并反复练习，直到儿童能独立完成后增加操作数量。通过以上方法，泛化到其他的顺序排列。

[**扩展项目**] 按从多到少、从浅到深、从高到低等排列。

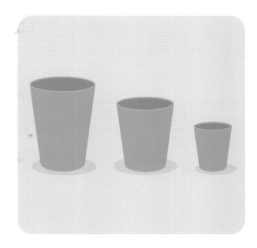

按事物的属性顺序排列

训练项目：美术或手工活动中，自发地模仿他人的动作

[**训练目标**] 提高儿童的观察与记忆能力并能准确无误地模仿他人的动作与操作行为。

[**材料**] 使用标准的工艺美术材料。

[**操作方法**] 训练者在教儿童在美术或手工活动中，自发地模仿他人的动作之前，首先确定儿童手部精细动作以及使用工具的能力要具备。训练者准备两支彩笔、两张纸。训练者与儿童并排坐好，然后训练者吸引儿童注意力后，训练者把自己的纸放在儿童正前方，训练者在自己的纸上画一个圆圈，立即辅助儿童也能在自己的纸上画一个圆圈。重复多次后，训练者应逐步撤除辅助，促使儿童可以独立完成。当儿童能够自发地模仿他人的动作，可以根据儿童实际能力提高在美

术或者手工中的难度，让儿童能够更好地自发模仿他人的动作。

训练项目：走迷宫

[训练目标] 提高儿童的视觉能力、判断力和记忆力，训练儿童的眼睛与手指的跟随能力。

[材料] 只有一种方法到达终点的简单迷宫。

[操作方法] 训练者制作简单迷宫，从起点到终点直线就能到达，训练者吸引儿童的注意力，然后训练者手把手辅助儿童用示指走迷宫，重复多次，逐渐地撤除辅助，儿童能够独立地用示指走迷宫。训练者可以改为曲线迷宫，从起点到终点是曲线，训练者手把手辅助儿童来完成。重复多次后，逐渐撤除辅助，待儿童能独立完成后，改为直线和曲线混合的迷宫。训练者手把手辅助儿童走迷宫，重复多次，逐渐地撤除辅助直至儿童能独立完成。训练者可以给儿童设计不同类型的简单迷宫。

[扩展项目] 有两种方法到达终点的迷宫、有多种方法到达终点的迷宫、复杂迷宫。

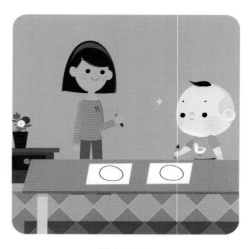
模仿画圈

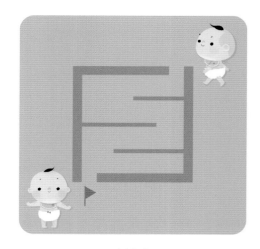
走迷宫

粗 大 动 作

训练项目：单脚站立

[训练目标] 提高身体控制的能力和协调性以及平衡能力，训练腿部肌肉的力量及掌控身体平衡的能力。

[**操作方法**] 训练者站在儿童的左侧，训练者的左手抓着儿童的左手，右手把儿童的左腿慢慢向后抬起，抬起的高度根据儿童的实际情况而定，能用一只脚站 5 秒。重复多次后，训练者应逐步撤除辅助，促使儿童可以独立完成。当儿童能独立单脚站立时，可以根据儿童实际情况，让儿童左右脚轮换地单脚站立，每只脚能站立 5 秒。

[**扩展项目**] 扶墙单脚站立、扶物单脚站立。

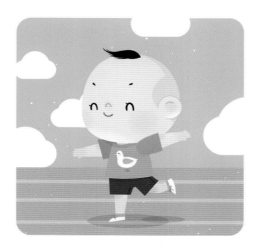

单脚站立

训练项目：听指令走

[**训练目标**] 提高儿童对于行走的不同指令的认知并配合完成指令任务，从而提升身体的控制与协调能力。

[**材料**] 矿泉水瓶若干、粉笔若干、带有角度的土坡。

[**操作方法**]

1. 走走停停。训练者与儿童手拉手，训练者说"走走走走停"，在说停的时候训练者也停住，同时辅助儿童也停下来。重复多次后，训练者应逐步撤除辅助，促使儿童可以独立完成。当儿童能听到训练者说"停"的时候能停住，在说"走"的时候能走，重复多次，可以拉长停的时间，但时间不能太长，大概 10 秒。

2. 跪着走。儿童能双膝着地，上肢直立，双膝能交替地走。训练者也双膝着地和儿童面对面，与儿童手拉手，训练者倒退着带动儿童能向前走。重复多次后，训练者应逐步撤除辅助，促使儿童可以独立完成。当儿童能独自完成后可以增加次数，还可以让儿童跪着倒退走。如果儿童跪着走得很好的时候，可以绕过障碍物矿泉水瓶，矿泉水瓶之间的距离根据儿童实际情况来定。训练者还可以让儿童跪着横着走、跪着倒着走。

3. 沿线走。训练者找一块平坦的地方，然后在地上画出长 5m、宽 10cm 的线。训练者站在儿童的一侧与儿童手拉手辅助儿童沿线行走，重复多次后，训练者应逐步撤除辅助，促使儿童可以独立完成。当儿童能独立完成的时候，训练者可以画出不同的线条或者形状让儿童能沿着线行走。

4. 蹲着走。训练者与儿童面对面站好，训练者让儿童蹲下，然后拉着儿童双手，辅助儿童向前走，多次后可以逐渐地站在儿童的侧面，辅助儿童向前走。重复多次后，训练者应逐步撤除辅助，促使儿童可以独立完成。当儿童能独立地蹲着向前走，根据儿童实际情况可以增加障碍物，障碍物之间的距离参照儿童的能力来设计，让儿童能蹲着向前走绕过障碍物。训练者还可以让儿童蹲着向后走和蹲着向后走绕过障碍物。

[扩展项目] 倒退着走、倒退着走绕过障碍物、走上带有角度的坡道、走下带有角度的坡道。

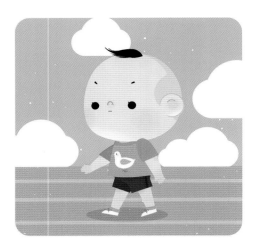

沿着线走

训练项目：手握脚踝走

[训练目标] 提高儿童的身体的协调性和柔韧性，增强儿童四肢与躯体的配合能力，训练儿童能弯腰双手抓住脚踝交替地行走。

[材料] 矿泉水瓶若干。

[操作方法] 训练者辅助儿童两只手分别抓住自己的脚踝，根据儿童个人的实际情况，儿童的腿可以不绷直，让儿童沿直线行走。重复多次，儿童能独自抓住脚踝前行后，可以增设障碍物矿泉水瓶。矿泉水瓶之间的距离根据儿童实际情况来定。让儿童能跟着训练者绕过矿泉水瓶，重复多次后，训练者应逐步撤除辅助，促使儿童可以独立完成，直至儿童能独立完成。训练者还可以让儿童抓着脚踝后退行走。在训练儿童的时候要注意根据儿童的实际情况而定，如果儿童的柔韧性

比较差，可以按照儿童弯腰能抓住的身体部位开始练习。

还可以做一些拉伸韧带的辅助训练，比如：让儿童站立双脚并齐，膝盖不弯曲，让儿童尽量双手触碰脚面或者地面；让儿童坐在地上两腿并拢，膝盖不弯曲，用双手去触摸双脚，同时身体向前倾。在做拉伸韧带的时候一定要注意不能用力过猛，避免拉伤儿童的肌肉，循序渐进地拉伸根据儿童的实际情况而定。

[扩展项目] 手握脚踝驮着物品走。

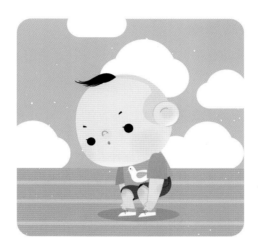

手握脚踝走

训练项目：推小车走

[训练目标] 提高儿童的身体协调性和上肢与腹背力量，以及依靠上肢力量控制躯干平衡的能力，训练儿童双手撑地时能双手交替、双腿不着地行走。

[材料] 矿泉水瓶若干。

[操作方法] 训练者让儿童趴下，然后训练者双手抓住儿童的脚踝部位，把儿童双腿抬起，让儿童双手撑地，交替前行。重复多次后，训练者应逐步撤除辅助，促使儿童可以独立完成。当儿童能够独立地双手撑地前行时，训练者双手分别抓住儿童的脚踝，让儿童双手撑地向前交替前行。当儿童行进得比较快而且也比较好的时候，可以设置障碍物矿泉水瓶，矿泉水瓶之间的距离根据儿童实际情况来定，让儿童能绕着矿泉水瓶前行。

[扩展项目] 推小车上、下坡道。

训练项目：蚂蚁走路

[训练目标] 提高儿童身体的协调性以及四肢的配合能力，并增强四肢的肌肉力量，训练儿童臀部悬空双手双脚交替行走。

[材料] 矿泉水瓶若干。

[**操作方法**] 训练者让儿童坐在地上，然后训练者辅助儿童双手着地，双脚着地，训练者单手将儿童的臀部抬起，让儿童试着手脚交替地前行。重复多次后，训练者应逐步撤除辅助，促使儿童可以独立完成。当儿童能独立前行的时候，可以给儿童设置障碍物矿泉水瓶，矿泉水瓶之间的距离根据儿童实际情况来定。训练者辅助儿童能够绕着矿泉水瓶行进，重复多次后，训练者应逐步撤除辅助，促使儿童可以独立完成，直至儿童能顺利绕矿泉水瓶独立前行。

训练项目：脚尖顶脚跟走

[**训练目标**] 提高儿童身体的协调性和保持身体平衡的能力，以及四肢的配合能力，训练儿童能脚尖顶着脚跟交替地走。

[**材料**] 矿泉水瓶若干、粉笔1根。

[**操作方法**] 训练者用粉笔在平地上画条直线，让儿童站在线的一端，训练者蹲在儿童的一侧，辅助儿童左脚尖顶着右脚跟，然后让儿童沿着线交替地前行。重复多次后，训练者应逐步撤除辅助，促使儿童可以独立完成。当儿童能够独立完成后，可增设障碍物矿泉水瓶，矿泉水瓶之间的距离根据儿童实际情况来定。训练者辅助儿童脚尖顶着脚跟能绕过矿泉水瓶，直至儿童能够独立完成。

[**扩展项目**] 脚尖顶脚跟走曲线、脚尖顶脚跟上下坡。

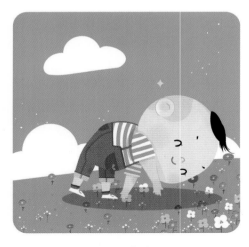

蚂蚁走路

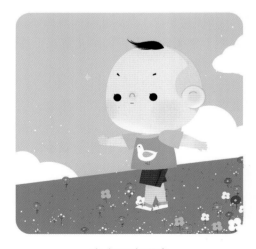

脚尖顶脚跟走

训练项目：头顶沙包走

[**训练目标**] 提高儿童身体的协调性以及四肢的配合能力和头颈部控制平衡的能力，训练儿童用头顶着沙包走。

[**材料**] 矿泉水瓶若干个，粉笔 1 根，沙包 1 个。

[**操作方法**] 训练者用粉笔在平地上画条直线，让儿童站在线的一端。训练者将沙包放在儿童的头上，轻轻地压住沙包别让沙包掉下来。重复多次后，训练者应逐步撤除辅助，促使儿童可以独立完成。当儿童能独立完成后，训练者可增设障碍物矿泉水瓶，矿泉水瓶之间的距离根据儿童实际情况来定，辅助儿童头顶着沙包走着绕过矿泉水瓶，直至儿童能够顺利地绕过矿泉水瓶。

[**扩展项目**] 头顶纸杯走、头顶书快走、头顶沙包脚尖顶脚跟走。

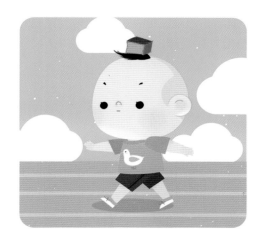

头顶沙包走

训练项目：托乒乓球走

[**训练目标**] 提高儿童身体的协调性以及手眼配合控制物品保持平衡的能力，训练儿童手部的控制能力，托球走的时候球不掉下来。

[**材料**] 托盘 1 个、乒乓球 1 个、矿泉水瓶若干。

[**操作方法**] 训练者让儿童双手抓住托盘，手把手辅助儿童拿着托盘，然后训练者把乒乓球放在托盘上，让儿童托着托盘里的乒乓球走。重复多次后，训练者应逐步撤除辅助，促使儿童双手托着托盘里的乒乓球走。根据儿童实际情况，可以逐渐提高难度等级，训练者辅助儿童单手托乒乓球走。重复多次后，训练者应逐步撤除辅助，直至儿童能够独立单手托乒乓球走。训练者还可以增设障碍物矿泉水瓶，矿泉水瓶之间的距离根据儿童实际情况来定，辅助儿童托着乒乓球走着绕过矿泉水瓶。重复多次后，训练者应逐步撤除辅助，直至儿童能够顺利地绕

过矿泉水瓶。

[**扩展项目**] 托网球走、托排球走、托沙包走、双手托球走平衡木、羽毛球拍托球走、乒乓球拍托球走、双臂前平举托球走。

训练项目：用球拍击打网球

[**训练目标**] 提高儿童身体的协调性及上肢的肌肉力量，训练儿童的手眼协调的配合能力。

[**材料**] 羽毛球拍、悬挂起来的网球。

[**操作方法**] 训练者可以将网球悬挂起来，悬挂球的位置最好在儿童的胸前或者腹部。训练者站在儿童的后面，手把手辅助儿童用球拍击打悬挂的球。重复多次后，训练者应逐步撤除辅助，促使儿童可以独立完成。当儿童能独立用球拍击打悬挂的网球时，可以根据儿童实际情况提高球的悬挂的高度，还可以增加球拍的大小，可以向前或者向后击打球，也可以两手轮换地击打悬挂着的球。

[**扩展项目**] 用球拍击打乒乓球、用球拍击打羽毛球、用球拍击打板球。

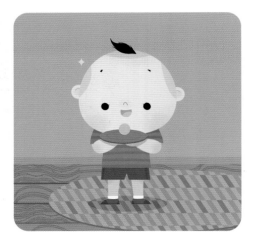

托乒乓球走

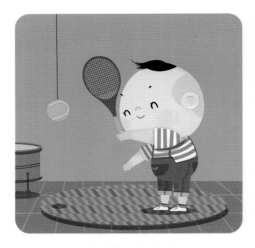

用球拍击打网球

训练项目：双脚跳过障碍物

[**训练目标**] 提高儿童身体的协调性以及下肢肌肉力量，训练儿童能双脚配合用力跳过障碍物。

[**材料**]10cm 高的障碍物、20cm 高的障碍物、30cm 高的障碍物、与儿童膝盖高的障碍物。

[**操作方法**] 训练者在训练此项目之前，首先要教会儿童双脚可以跳起来，训练者在教儿童双脚跳过障碍物的时候，训练者辅助儿童能在平地上跳过一条线，然后把 10cm 障碍物摆放好。训练者站在障碍物和儿童的前面，训练者双手抓握住儿童的双手让儿童蹲下，一边带动儿童跳过来跳过障碍物，一边说："跳。"儿童跳过障碍物后训练者说："你真棒！跳过去了。"重复多次后，训练者应逐步撤除辅助，促使儿童可以独立完成。当儿童能独立跳过障碍物，可以根据儿童实际情况增加障碍物的高度，直至儿童能独立跳过障碍物。

[**扩展项目**] 跳过小河、从低往高处跳、双脚跳过皮筋。

训练项目：向后跳

[**训练目标**] 提高儿童身体的协调性以及下肢肌肉力量，训练儿童能从地上双腿配合并同时用力向后跳。

[**操作方法**] 训练者站在儿童的前面，让儿童蹲下，然后训练者与儿童手拉手，带动儿童向后跳，一边拉着儿童的双手跳起，一边说："向后跳。"重复多次后，训练者应逐步撤除辅助，促使儿童可以独立完成。当儿童能独立向后跳的时候，可以设置障碍物矿泉水瓶，矿泉水瓶之间的距离根据儿童实际情况来定。训练者辅助儿童向后跳绕过矿泉水瓶，直至儿童能顺利地跳绕过矿泉水瓶。

[**扩展项目**] 向后跳过高度 10cm、20cm 高的障碍物。

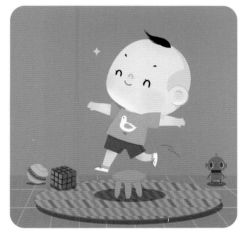

双脚跳过障碍物

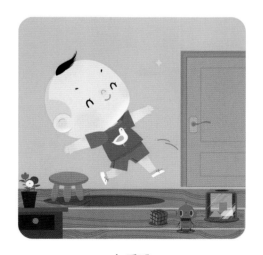

向后跳

训练项目：跳上 20cm 高的物体

[**训练目标**] 提高身体的协调性以及下肢肌肉力量，训练儿童能通过双腿同时用力从下往上跳。

[**操作方法**] 训练者准备一个 20cm 高的物体。训练者站在儿童的前面，让儿童蹲下，然后与儿童手拉手，带动儿童向上跳，一边拉着儿童的双手跳起，一边说："跳上来。"重复多次后，训练者应逐步撤除辅助，促使儿童可以独立完成。当儿童能独立跳上 20cm 高物体的时候，可以根据儿童实际情况增加物体的高度。

训练项目：蛙跳

[**训练目标**] 提高身体的协调性以及下肢肌肉力量，增强儿童下肢与躯体的配合运动的能力，训练儿童能蹲下双腿同时用力然后跳起来。

[**材料**] 矿泉水瓶若干。

[**操作方法**] 训练者站在儿童的前面，让儿童蹲下，然后与儿童手拉手，带动儿童跳起来，一边拉着儿童的双手跳起，一边说："跳。"重复多次后，训练者应逐步撤除辅助，促使儿童可以独立完成。当儿童能独立蛙跳的时候，可以设置障碍物矿泉水瓶，矿泉水瓶之间的距离根据儿童实际情况来定。训练者辅助儿童蛙跳绕过矿泉水瓶，直至儿童能顺利地跳绕过矿泉水瓶。

[**扩展项目**] 双手背后蛙跳。

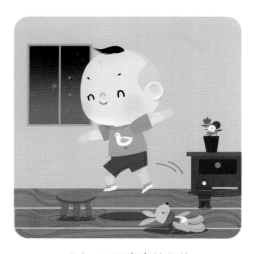

跳上 20 厘米高的物体

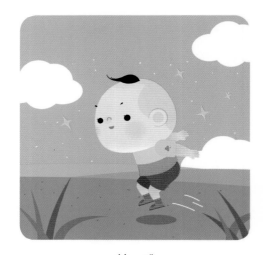

蛙　跳

训练项目：双脚左右开合跳

[**训练目标**] 提高身体的协调性以及下肢肌肉力量，训练儿童跳起打开收拢双腿。

[**材料**] 2 个呼啦圈。

[**操作方法**] 训练者站在儿童的前面，把两个呼啦圈放在平地上，训练者与儿童手拉手，带动儿童两脚分别能跳到两个呼拉圈里。重复多次后，训练者应逐步撤除辅助，促使儿童可以独立完成，直至儿童能独立双脚分别跳到呼啦圈里。然后让儿童双腿分开站立，训练者站在儿童的背面，双手抱住儿童的腰部辅助儿童跳起来后双腿收拢。重复多次后，训练者应逐步撤除辅助，促使儿童可以独立完成，直至儿童能独立由两腿分开变成双腿收拢。以上两个环节能做得很好的时候，训练者可以让儿童站在平地上进行连续地双脚开合跳。

[**扩展项目**] 连续开合跳过呼啦圈。

训练项目：双脚前后交叉跳

[**训练目标**] 提高身体的协调性、四肢配合的能力以及下肢肌肉力量，训练儿童能双脚前后交叉跳。

[**材料**] 楼梯台阶。

[**操作方法**] 训练者站在儿童的背后，儿童站在平地上。训练者双手托住儿童的腋下，辅助者把儿童的双脚前后交叉分开。重复多次后，训练者应逐步撤除辅助，促使儿童可以独立完成。当儿童能独立进行前后交叉跳，可以让儿童站在楼梯第一阶台阶前面。训练者双手托住儿童的腋下，让儿童跳起来，辅助者把儿童左脚放在台阶上，右脚放在平地上，然后左右脚前后交叉地跳台阶。重复多次后，训练者应逐步撤除辅助，促使儿童可以独立完成，直至儿童能独立地进行前后交叉跳台。

训练项目：单脚连续跳

[**训练目标**] 提高身体的协调性、保持身体平衡的能力和下肢肌肉力量，训练儿童能单脚跳起来。

[**材料**] 矿泉水瓶若干。

[**操作方法**] 在训练单脚跳的时候，首先要让儿童学会单脚站立。训练者站在儿童的左侧，左手拉着儿童的左手，让儿童的左腿从膝盖部位向后弯曲，然后训练者右手握住儿童的脚踝，辅助儿童原地进行单脚跳。重复多次后，逐渐地训练者可以拉着儿童的手或者能拉着儿童的一只脚进行单脚跳。重复多次后，训练者应逐步撤除辅助，促使儿童可以独立完成，直至儿童能独立进行连续单脚向前跳。训练者还可以设置障碍物矿泉水瓶，矿泉水瓶之间的距离根据儿童实际情况

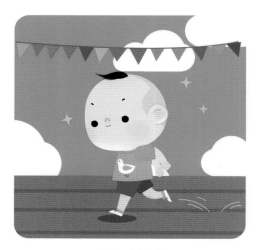

单脚连续跳

来定。训练者辅助儿童能绕着矿泉水瓶进行单脚跳，直至儿童能独立单脚跳绕过矿泉水瓶。

[**扩展项目**] 单脚跳圈、单脚跳比赛。

训练项目：坐在羊角球上跳

[**训练目标**] 提高身体的协调性、四肢与躯干控制平衡的能力以及下肢肌肉力量，训练儿童能坐在羊角球上跳起来。

[**材料**] 羊角球 1 个、矿泉水瓶若干。

[**操作方法**] 训练者让儿童坐在羊角球上双手抓住羊角，双脚着地。训练者站在儿童的后面，双手辅助儿童抓住羊角，同时避免儿童向后倒，让儿童向前跳。重复多次后，训练者应逐步撤除辅助，训练者可以站在儿童的一侧，一只手轻轻挡在儿童身后，避免摔倒，让儿童能向前跳，直至儿童能独立地坐在羊角球上跳。如果儿童能独立坐在羊角球上跳，便可以设置障碍物矿泉水瓶，矿泉水瓶之间的距离根据儿童实际情况来定。训练者辅助儿童坐在羊角球上跳着绕过障碍物矿泉水瓶，直至儿童能坐在羊角球上顺利地跳着绕过矿泉水瓶。

训练项目：双腿夹住沙包跳

[**训练目标**] 提高身体的协调性、下肢与躯干控制平衡的能力以及下肢肌肉力量，训练儿童能双腿夹住沙包跳。

[**材料**] 沙包 1 个、矿泉水瓶若干。

[**操作方法**] 在训练儿童双腿夹沙包跳前，首先让儿童学会双脚向前跳。训练

者把沙包放在儿童的两个膝盖内侧，让儿童双腿夹住沙包，训练者站在儿童的后面，轻轻地拿着沙包别让沙包掉下来，让儿童连续向前跳。重复多次后，训练者应逐步撤除辅助，促使儿童可以独立完成。当儿童能够独立地夹住沙包向前跳后，训练者可以设置障碍物矿泉水瓶，矿泉水瓶之间的距离根据儿童实际情况来定。训练者引导儿童夹住沙包跳着绕过矿泉水瓶，直至儿童能够独立夹住沙包顺利绕过矿泉水瓶。

[扩展项目] 双腿夹球跳。

训练项目：双脚夹沙包跳

[训练目标] 提高身体的协调性、保持身体平衡的能力和下肢肌肉力量，训练儿童能双脚夹住沙包并将沙包甩出来。

[材料] 沙包 1 个。

[操作方法] 在训练儿童双脚夹沙包跳前，首先让儿童学会双脚向前跳。训练者把沙包放在儿童的双脚内侧前侧，让儿童夹住沙包。训练者站在儿童的后面，双手抱住儿童的腰部，当儿童跳起的时候，用力把沙包甩出去。重复多次后，训练者应逐步撤除辅助，促使儿童可以独立完成，直至儿童能够独立双脚夹沙包跳起同时将沙包甩出。

[扩展项目] 双脚夹球跳。

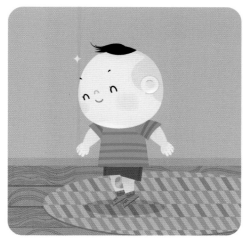

双腿夹住沙包跳

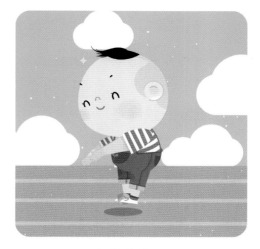

双脚夹球跳

训练项目：双脚跳起来用手拍悬挂在空中的球

[训练目标] 提高身体的手脚眼的配合、增强四肢与躯干的协调能力和控制平衡的能力及下肢的弹跳力，训练儿童能跳起来拍到悬挂在空中的球。

[**材料**] 系绳子的网球 1 个。

[**操作方法**] 在训练儿童双脚跳起来拍悬挂在空中的球时候，首先让儿童学会双脚向上跳。训练者拿着系绳子的网球，站在儿童的前面，让儿童站立的时候，训练者抓住儿童的一只手去拍到悬挂在空中的网球。重复多次后，训练者应逐步撤除辅助，促使儿童可以独立完成。当儿童能独立拍到悬挂在空中的网球后，训练者可把系绳子的网球的高度提高到儿童跳起来能拍到的位置，当儿童跳起来的时候训练者抓住儿童的一只手拍悬挂在空中的网球，直至儿童能够独立跳起并拍到悬挂在空中的网球。

[**扩展项目**] 跳起来用手拍空中前后、左右摇晃的球，跳起来用手揪纸条。

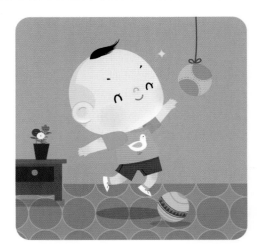

双脚跳起来用手拍悬挂在空中的球

训练项目：跳房子

[**训练目标**] 提高身体控制平衡的能力和下肢的弹跳能力，训练儿童能根据规则进行跳房子。

[**材料**] 粉笔若干。

[**操作方法**] 训练者在平地上画各式各样的格子当作"房子"，在教儿童跳房子前，儿童要学会单脚和双脚跳。

图一：训练者辅助儿童站在第一个格线外，按格子的顺序，双脚逐格跳到最后一格。重复多次后，训练者应逐步撤除辅助，促使儿童可以独立完成。当儿童能独立按顺序跳格子后，还可以按格子顺序，变成单脚逐格跳到最后一格。

图二：训练者辅助儿童站在第一个格线外，双脚跳过 1、2、3 格子，双脚分开左脚踏第 4 格，右脚踏第 5 格，然后双脚跳入第 6 格。双脚分开，左脚踏第 7 格，右脚踏第 8 格，双脚再跳入第 9 格。重复多次后，训练者应逐步撤除辅助，促使

儿童可以独立完成，直至儿童能独立跳格子。儿童还可以单脚跳过 1、2、3 格，双脚分开左脚踏第 4 格，右脚踏第 5 格，然后单脚跳入第 6 格。双脚分开左脚踏第 7 格，右脚踏第 8 格，单脚再跳入第 9 格。

[扩展项目] 夹着沙包跳格子，训练者根据儿童自身情况可画不同的格子。

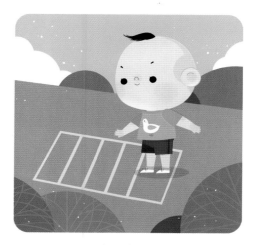

跳房子（图一）

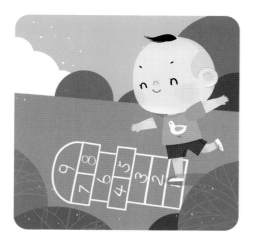

跳房子（图二）

训练项目：双脚不碰绳

[训练目标] 提高儿童下肢与躯干的协调性、身体的反应能力和腿部肌肉的力量，训练儿童能跳过摇过来的绳子。

[材料] 3m 长塑料绳 1 根。

[操作方法] 训练者与儿童面对面站好，距离 1m 左右，辅助者站在儿童的后面，训练者拿着塑料绳子，从右向左逆时针方向摇起，当绳子经过儿童的脚时，辅助者双手托住儿童的腋下带动儿童跳过摇过来的绳子。重复多次后，训练者应逐步撤除辅助，促使儿童可以独立完成，直至儿童能独立跳过摇过来的绳子。

[扩展项目] 儿童把单人跳绳用的绳子对折起来，一手握住一端，上体前屈，水平摇动绳子，当绳子经过脚部时两脚同时跳起来，也可以边跳边向前走。

训练项目：向前跑

[训练目标] 提高身体的灵活性、协调性及控制平衡的能力和下肢的肌肉力量，训练儿童能跑起来，使儿童肌肉结实、关节灵活。

[材料] 矿泉水瓶若干、粉笔若干。

[操作方法] 训练者找一块平坦的地方，画一条起跑线，然后在 10m 左右的

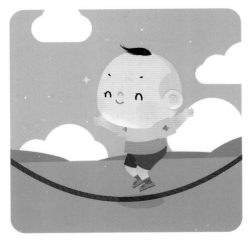

双脚不碰绳

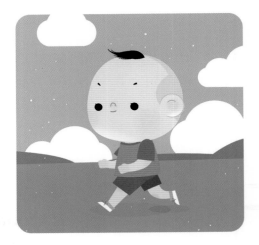

向前跑

地方画一条终点线，训练者与儿童手拉手带着儿童跑起来到达终点。在跑的时候训练者要注意跟着儿童的节奏跑。重复多次后，训练者应逐步撤除辅助，促使儿童可以独立完成。当儿童能独立听指令跑后，还可以设置障碍物矿泉水瓶，矿泉水瓶之间的距离根据儿童实际情况来定。训练者带着儿童跑着绕过矿泉水瓶，直至儿童能独立地跑着绕过矿泉水瓶。

[扩展项目] 倒退着跑、倒退着跑并绕过障碍物。

训练项目：推球走

[训练目标] 提高身体的灵活性、协调性和对空间物体的感知能力，训练儿童能双手交替地推着球走。

[材料] 大笼球1个、矿泉水瓶若干。

[操作方法] 训练者选择一块平坦的地方，训练者站在儿童身后，双手抓住儿童的双手，交替地推着球走。重复多次后，训练者应逐步撤除辅助，促使儿童可以独立完成，直至儿童能独自地推着球走。当儿童能独立推着大笼球走的时候，可以蹲下推着篮球走，在蹲下推篮球走的时候，训练者也蹲下辅助儿童推球走，直至儿童能独自蹲着推篮球走。训练者可以设置障碍物矿泉水瓶，矿泉水瓶之间的距离根据儿童实际情况来定。训练者引导儿童能推着球走着绕过矿泉水瓶，直至儿童能独自地推着球绕过矿泉水瓶。

[扩展项目] 推球上坡、沿线推球、推独轮车。

[注意] 在推球的时候注意速度，速度快容易使儿童从球上面滑滚过去，注意儿童人身安全。

训练项目：原地拍球

[训练目标] 提高身体的协调性及对有规律运动物体的反应能力以及灵活运用上肢力量的能力，训练儿童能原地连续拍球拍起来。

[材料] 大笼球 1 个。

[操作方法] 训练者选择一块平坦的地方，最好前面有一面墙，是为了在拍球的时候球不乱跑，儿童能很好地控制好球。训练者站在儿童的后面，训练者手把手教儿童用双手拍大笼球，逐渐地训练者与儿童面对面一起拍大笼球。重复多次后，训练者应逐步撤除辅助，使儿童可以独立完成，直至儿童能双手独立地将大笼球拍起来。当儿童能独立地将大笼球拍起来的时候，训练者可以辅助儿童用单手拍大笼球，直至儿童能用单手独立地将大笼球拍起来。

[扩展项目] 拍排球；拍篮球；草地上拍球；拍着球走；拍着球绕过障碍物；接住别人拍的球继续拍球；两手随意拍两球；左右手交替拍球；拍球转圈；两只手同时拍两个球；两只手同时在固定地方拍两个球；在台阶上拍球走；原地连续拍球，然后抬腿迈过球接着再拍；坐在地上拍球；蹲着拍球。

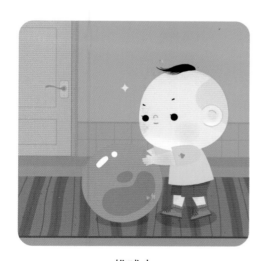

推球走

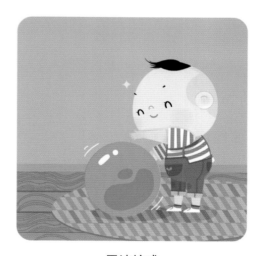

原地拍球

训练项目：倒退着拍球走

[训练目标] 提高身体的灵活性、身体的反应性以及上肢力量，训练儿童能倒退着拍球走。

[材料] 大笼球 1 个、矿泉水瓶若干。

[操作方法] 训练者选择一块平坦的地方，训练者站在儿童的后面，抓握住儿童的双手一边拍球一边倒退着走。重复多次后，训练者应逐步撤除辅助，促使

儿童可以独立完成，直至儿童能独自倒退着双手拍球走。掌握此项目后可以逐渐增加难度，训练者辅助儿童单手拍球倒退着走。重复多次后，训练者应逐步撤除辅助，促使儿童可以独立完成，直至能独自单手拍球倒退走。当儿童能独自单手拍球倒退走的时候，可以设置障碍物矿泉水瓶，矿泉水瓶之间的距离根据儿童实际情况来定。训练者引导儿童能拍着球倒退走绕过矿泉水瓶，直至儿童能独自拍着球倒退着绕过矿泉水瓶。

[**扩展项目**] 倒退着拍排球、倒退着拍篮球。

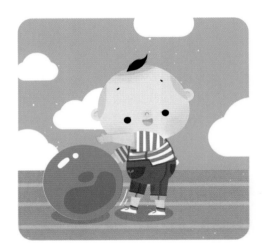

倒退着拍球

训练项目：接球

[**训练目标**] 提高身体的协调性和反应能力以及对运动物体空间的感知能力，增强上肢的肌肉力量，训练儿童能接住抛过来的球和地面反弹球。

[**材料**] 排球 1 个、篮球 1 个。

[**操作方法**]

1.接住别人抛过来的球。训练者选择一块平坦的地方，辅助者站在儿童的后面辅助儿童接球，训练者与儿童面对面将球抛出，抛向儿童的胸部位置。重复多次后，训练者应逐步撤除辅助，促使儿童可以独立完成，直至儿童能独立接住别人抛过来的球。训练者可以根据儿童实际情况，逐渐增加训练者与儿童之间的距离。

2.能接住地面反弹过来的球。训练者选择一块平坦的地方，训练者站在儿童的后面辅助儿童将球抱到胸前，然后将球扔到地面上，训练者辅助儿童再将球接住。重复多次后，训练者应逐步撤除辅助，促使儿童可以独立完成，直至儿童能自己将扔出去的球扔到地面，然后自己还能接住地面的反弹球。随后可以增加难度，训练者拿球与儿童面对面站好，辅助者辅助儿童接地面反弹球。训练者掌握好与儿童的距离，将球扔出形成地面反弹球，辅助者辅助将儿童的双手抬到儿童胸部的位置，两臂与肩膀同宽，掌心相对，然后接住别人抛来的地面反弹球。重复多次后，训练者应逐步撤除辅助，促使儿童可以独立完成，直至儿童能独立接住训练者抛过来的地面反弹球。训练者可以根据儿童实际情况，逐渐增加训练者与儿童之间的距离。

3. 能接住墙面反弹球。训练者选择一面可扔球的墙，调整好儿童与墙面之间的距离，训练者站在儿童的后面，辅助儿童双手抱球举过头顶，然后将球扔到墙面上，当球反弹回到儿童面前时，训练者辅助儿童接住球。重复多次后，训练者应逐步撤除辅助，促使儿童可以独立完成，直至儿童能接住墙面反弹回来的球。根据儿童实际情况，训练者逐渐增加儿童与墙面之间的距离。

4. 向上抛接球。训练者站在儿童的后面，让儿童抱着球，训练者双手辅助儿童将球往头顶上方扔，然后当球落下来的时候，训练者抓住儿童的双手接住落下来的球。重复多次后，训练者应逐步撤除辅助，促使儿童可以独立完成，直至儿童能独立接住抛起来的球。根据儿童实际情况，逐渐可以增加扔起来的高度，同时还可以将球扔起来，然后儿童拍手或者做个别的动作后再将球接住。

5. 跷跷板上抛接球。在训练跷跷板上抛接球时，首先儿童能踩在跷跷板上，训练者站在儿童的后面，辅助者拿着球与儿童面对面将球抛出，训练者辅助儿童用双手将球接住，然后将球抛出去。重复多次后，训练者应逐步撤除辅助，促使儿童可以独立完成。当儿童能熟练地在跷跷板上抛接球的时候可以增加难度，让儿童在跷跷板上拿球将目标物击倒，或者让儿童在跷跷板上拿着沙包，把沙包扔到固定的位置。

[扩展项目] 向上抛接沙包、与别人互传沙包、交替扔沙包（儿童一只手拿两个沙包，先把第一个扔出去，在第一个没下来之前，把第二个扔出去，接住第一个沙包，在第二个没下来之前又把第一个扔出去，连续做这个动作）。

训练项目：打保龄球

[训练目标] 提高身体的协调性和手眼的配合能力及对物品方向感的认知能力，训练儿童能在平地上用篮球击倒前面的瓶子。

[材料] 篮球 1 个、易拉罐 6 个、矿泉水瓶 6 个、粉笔若干。

[操作方法] 刚开始时只要儿童击中目标训练者就给予奖励，之后训练需加大投掷力度与准度。

1. 用篮球把易拉罐击倒。训练者在平地上把易拉罐分 3 排摆好，依次是前面 1 个、中间 2 个、后面 3 个摆好，调整好儿童与易拉罐之间的距离，然后画一条线，让儿童站到线后面，训练者站在儿童的后面，辅助儿童将篮球推出去，击倒摆在前面的易拉罐。重复多次后，训练者应逐步撤除辅助，促使儿童可以独立完成。当儿童能独立将摆在前面的易拉罐击倒后，还以根据儿童实际情况，逐渐增

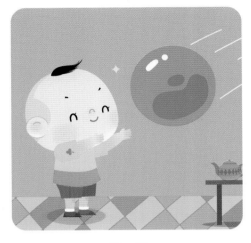

接　球

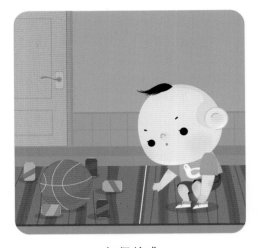

打保龄球

加儿童与易拉罐之间的距离，同时增加易拉罐的数量，第一排1个、第二排2个、第三排3个、第四排5个。

2.用篮球把装满水的矿泉水瓶击倒。训练者在平地上把矿泉水瓶分3排摆好，依次是前面1个、中间2个、后面3个摆好，调整好儿童与矿泉水瓶之间的距离，然后画一条线，让儿童站到线后面，训练者站在儿童的后面，辅助儿童将篮球推出去，击倒摆在前面的矿泉水瓶。重复多次后，训练者应逐步撤除辅助，促使儿童可以独立完成，直至儿童能独立将摆在前面的矿泉水瓶击倒。根据儿童实际情况可以增加儿童与矿泉水瓶之间的距离，同时增加矿泉水瓶的数量，第一排1个、第二排2个、第三排3个、第四排5个。

[扩展项目]用篮球击倒薯片桶、用篮球击倒装满沙子的瓶子。

训练项目：坐在地上用双脚夹沙包放到指定地方

[训练目标]提高身体的协调性、下肢与躯干的配合能力以及下肢的控制能力，训练儿童能两脚夹沙包放在指定地方。

[材料]沙包1个、呼啦圈1个。

[操作方法]训练者让儿童坐在地上，把呼啦圈放在与儿童适当的位置，然后把沙包放在儿童两脚之间让儿童夹住沙包。训练者坐在儿童的后面，辅助儿童用两脚将沙包放到呼啦圈里。重复多次后，训练者应逐步撤除辅助，促使儿童可以独立完成，直至儿童能独立用两脚夹住沙包放到呼啦圈里。根据儿童实际情况还可以让儿童坐在地上，两脚夹住沙包把沙包用力甩到呼啦圈里。

[扩展项目]坐在地上两脚夹球放在指定位置，坐在地上用双脚夹球在地上画圆，坐在地上用脚控制球进行来回拉球。

训练项目：踢球

[训练目标] 提高身体的协调性、身体的反应能力以及下肢控制运动物体的能力，训练儿童单脚把球踢出去。

[材料] 足球 1 个、球门 1 个。

[操作方法] 将滚动的球踢远，训练者站在儿童的身后，辅助者把球轻轻地推向儿童，训练者辅助儿童用一只脚来踢滚过来的球。重复多次后，训练者应逐步撤除辅助，促使儿童可以独立完成，直至儿童能独立将滚动的球踢远。根据儿童实际情况，逐渐增加球的滚动速度以及滚动球与儿童之间的距离，还可以将滚动的球准确地踢到球门里。

[扩展项目] 踢球将目标物踢倒、将滚动的球双脚挡住、将滚动的球单脚挡住。

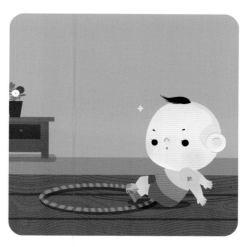

坐在地上用双脚夹沙包放到指定地方

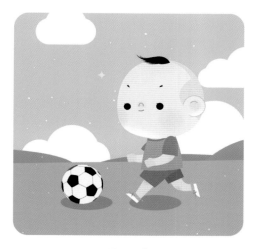

踢 球

训练项目：踢悬挂在空中的网球

[训练目标] 提高身体的协调性、下肢的灵活性和眼脚配合的能力，训练儿童能用脚踢到悬在空中的球。

[材料] 系绳子的网球 1 个。

[操作方法] 训练儿童踢悬挂在空中的网球时，首先让儿童能单脚站立。训练者拿着系绳子的网球站在儿童的侧面，辅助儿童用右脚面踢网球，反之可以更换左脚。重复多次后，训练者应逐步撤除辅助，促使儿童可以独立完成。当儿童能独立地拿着系绳子的网球，同时还能用脚面踢到球，根据儿童实际情况，逐渐地能够熟练地用脚面踢到悬挂在空中的网球时，可以辅助儿童用脚的内侧踢悬挂在空中的网球。在让儿童用脚的内侧踢球时，首先让儿童站立，双脚分开，与肩同

宽，一只脚的内侧朝向正前方。重复多次后，训练者应逐步撤除辅助，促使儿童可以独立完成，直至儿童能独立地用脚的内侧踢到悬挂在空中的网球。

[**扩展项目**] 踢系绳子的毽子、踢系绳子的沙包、踢系绳子的足球。

训练项目：用球环绕身体部位

[**训练目标**] 提高身体的协调性和对接触躯体的物体的感知能力和反应性，训练儿童能用球环绕身体部位。

[**材料**] 直径 15cm 大的球 1 个。

[**操作方法**] 让儿童将球拿在胸前，训练者站在儿童的后面，让儿童两脚左右分开，与肩同宽，训练者辅助儿童由身后将球从右手递到左手中，然后回到胸前。重复多次后，训练者应逐步撤除辅助，促使儿童可以独立完成，直到儿童能独立地将球在身后从一只手传到另一只手上。还可以根据儿童实际情况，让儿童将球绕左腿转一圈，再绕右腿转一圈，然后在身后转一圈。

[**扩展项目**] 用篮球环绕身体。

训练项目：拔河

[**训练目标**] 提高儿童上肢和手部的力量以及增强全身肌肉的锻炼，训练儿童能用双手抓握住绳子，两腿前后分开能用力拉绳子。

[**材料**] 3m 长的拔河绳 1 根。

[**操作方法**] 训练儿童拔河时，首先能让儿童双手抓握住绳子。训练者拿一根拔河绳，让辅助者站在绳子的一端，让儿童站在另一端，给予一个开始的信号。

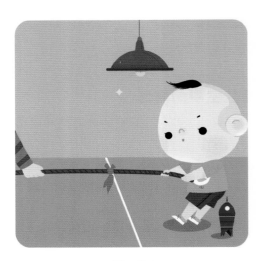

拔　河

训练者站在儿童的后面，辅助儿童双手抓握住绳子，双脚前后分开，用力拉绳子。重复多次后，训练者应逐步撤除辅助，当儿童能有意识地拉绳子后，逐渐过渡到让儿童能独立拔河。训练者还可以通过比赛的形式来让儿童进行拔河。

[扩展项目] 用绳子绑着重物拉。

精细动作和手眼协调

训练项目：套圈

[训练目标] 提高手眼协调配合的能力及对物品离空间的感知和准确判断的能力。

[材料] 套圈组合一个。

[操作方法] 训练者先教儿童放圈，再教儿童抛圈套杆。训练者辅助儿童右手抓圈，放到套杆上。重复操作多次，直到儿童独立能完成后，逐步拉长儿童和套杆的距离，并辅助儿童把圈抛到套杆上，反复操作多次。一般步骤为（10 个为一组）：①能把直径 30cm 的圈套在 20cm 以内的固定杆上，能套 7 到 8 个。②能把直径 20cm 的圈套在 30cm 以内的固定杆上，能套 7 到 8 个。③能把直径 10cm 的圈套在 30cm 以内的固定杆上，能套 7 到 8 个。

[扩展项目] 套圈比赛（让儿童站起来，将圈垂直扔到桌上或地上的套杆上）等。

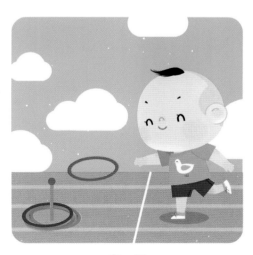

套　圈

训练项目：使用夹子

[**训练目标**] 提高拇指和示指的灵活性及手部对各种精细动作的操作能力。

[**材料**] 夹子若干、硬纸片 1 块。

[**操作方法**] 训练者辅助儿童左（右）手拿起硬纸片，用右（左）手的拇指与示指拿起一个夹子，夹到硬纸片上。以此类推，把夹子夹一排，重复操作多次，逐渐撤除辅助，当儿童能够独立完成时，尚可增加操作数量，并泛化到生活中。

[**扩展项目**] 巧手夹夹、使用小女孩发卡、使用镊子等。

训练项目：使用镊子

[**训练目标**] 提高拇指和示指的灵活性和手部操作能力及手眼配合的能力。

[**材料**] 塑料镊子、小碗和盘子各一个，小块海绵若干。

[**操作方法**] 把盘子和碗放到桌子上，把小块海绵放进盘子里，训练者辅助儿童用拇指与示指拿起一个镊子，用镊子把盘子里的海绵夹到碗里。重复操作多次，逐渐撤除辅助，当儿童能够独立完成时，尚可增加操作数量，并泛化到生活中。一般步骤为：①能夹起海绵放到碗里。②能夹起纸团放到碗里。③能夹起豆子放到碗里。

[**扩展项目**] 过家家游戏、使用镊子比赛等。

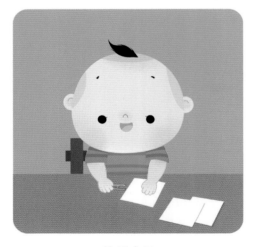

使用夹子

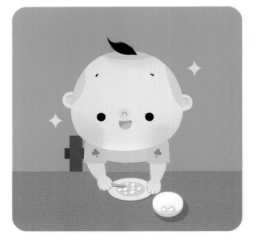

使用镊子

训练项目：穿小号珠子

[训练目标] 提高拇指和示指的灵活性及手眼协调与配合的能力。

[材料] 珠子若干、穿线绳 1 根。

[操作方法] 在儿童能熟练穿中号珠子后，可开始操作此项目。训练者准备 2~5 个珠子（中间圆孔直径 0.1~0.3cm）放在小整理盒里，训练者辅助儿童用右（左）手的拇指与示指抓住一个珠子，左（右）手拿线绳（线绳要用塑料软绳）从珠子孔穿过。重复操作多次，当儿童能够独立完成时，尚可增加操作数量（每次练习要注意保护儿童的眼睛，切不可用眼过度）。

[扩展项目] 穿手链、手镯等。

训练项目：绕绳子

[训练目标] 提高拇指与示指及手腕的操作能力和手眼配合的能力。

[材料] 长 20cm 的棍子 1 根，30cm 的毛线 1 根。

[操作方法] 训练者帮助儿童把毛线系到棍子上，训练者辅助儿童用右手的拇指与示指拿起绳子的一端，绕到棍子上。重复操作多次，逐步撤除辅助，当儿童能够独立完成时，尚可变化毛线的长度，并由粗毛线变成细毛线。

[扩展项目] 绕毛线团、玩悠悠球、绕绳子游戏等。

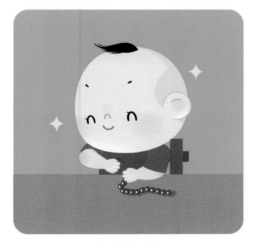

穿小号珠子

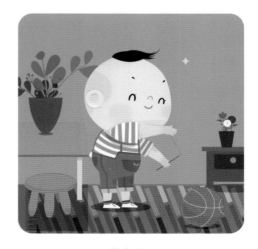

绕绳子

训练项目：从瓶子里挤水

[**训练目标**] 手指力量的练习，提高拇指与示指的灵活性。

[**材料**] 用完的洗涤灵类软瓶子 1 个、水盆 1 个。

[**操作方法**] 训练者把空洗涤灵瓶子装满水，辅助儿童用拇指与示指捏住瓶子中部，把瓶子里的水挤到水盆里。重复操作多次，当儿童能够独立完成时，尚可增加操作数量。如果是小男孩，可以挤到小便池中心部，练习正确如厕。

[**扩展项目**] 挤牙膏、挤胶水、挤洗发露等。

训练项目：搓揉橡皮泥

[**训练目标**] 提高手部精细操作能力和双手配合操作的能力。

[**材料**] 橡皮泥 1 块。

[**操作方法**] 训练者把一小块橡皮泥放到桌子上，辅助儿童用右手掌平放在橡皮泥上，前后搓动，把橡皮泥搓成面条状。重复操作多次，当儿童能够独立完成时，可将橡皮泥用双手手心用力搓成条状，接着用橡皮泥捏出图形。

[**扩展项目**] 搓皱纹纸、揉面团等。

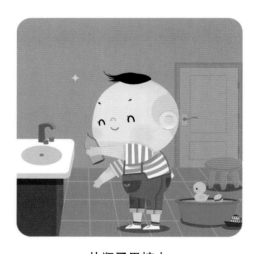 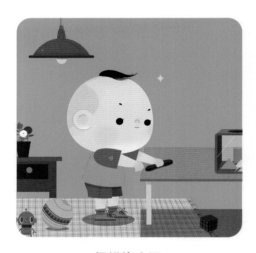

从瓶子里挤水　　　　　　　　　　　　　搓揉橡皮泥

训练项目：盖印章

[**训练目标**] 提高拇指与示指的灵活性和手部操作能力。

[**材料**] 小印章 1 个。

[**操作方法**] 桌子上放一张白纸，训练者辅助儿童用拇指与示指拿起小印章，

在白纸上盖上图案。重复操作多次，当儿童能够独立完成时，可以让儿童在规定范围内盖印章，并盖出图形。

[**扩展项目**] 小手贴画等。

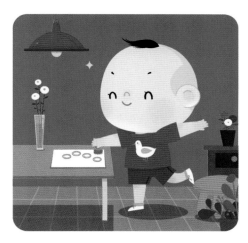

盖印章

训练项目：**撕纸**

[**训练目标**] 提高拇指与示指的灵活性和双手协调能力。

[**材料**] 皱纹纸、废纸若干。

[**操作方法**] 训练者辅助儿童用双手的拇指与示指捏住一小块皱纹纸，双手配合把皱纹纸撕开。重复操作多次，当儿童能够独立完成时，换成废的 A4 纸来操作，把 A4 纸分成 2~3cm 宽的小条，根据儿童的能力，画一定数量的线条（把纸条分成若干个长方形），并在每条线条上剪一个小豁口，辅助儿童沿着豁口，把纸条撕开。当儿童能够独立完成时，可以增加操作数量，并增加纸条的长度。一般步骤为：①能用双手拇指与示指撕开纸条。②能用双手拇指与示指撕开纸张。③能用双手拇指与示指沿直线撕纸。④能用双手拇指与示指沿曲线撕纸。⑤能用双手拇指与示指按图形撕纸。⑥能用双手拇指与示指撕开食品包装。

[**扩展项目**] 撕开食品包装等。

训练项目：**多片插板**

[**训练目标**] 提高手指协调及操作能力和手眼的配合与操作。

[**材料**] 拼板若干。

[**操作方法**] 从简单的单片拼板开始，训练者辅助儿童用拇指与示指抓住单片拼块放到相应的位置上。根据儿童能力，变化操作数量，重复操作多次。一般步

骤为：①把 4~8 多片（个）组合拼块放进拼板。②拼互相咬合的方形拼板。③拼没有边框、互不咬合的多种形状拼板。④拼 8~12 块的锯齿形拼板。

[扩展项目] 小汽车拼板、小鸭子拼板等。

训练项目：手指描线

[训练目标] 提高示指准确操作的能力和手眼协调能力。

[材料] 白纸若干、彩笔 1 盒。

[操作方法] 训练者首先在白纸上画一条直线（不超过 5cm），在直线两端画出两个突出的点，辅助儿童用示指按从左到右的顺序由一点描到另一点。重复操作多次，当儿童能够独立完成时，可以增加线条的长度，也可以由直线变为复杂的曲线。（两个端点可以做成一个实物图形。比如：一个小朋友和一个房子，送小朋友回家等）。

[扩展项目] 走迷宫等。

训练项目：穿线洞板

[训练目标] 提高手指灵活性和双手协调操作的能力及手眼的配合能力。

[材料] 穿线洞洞板 1 个、线 1 根。

[操作方法] 此项目是穿珠子的升级版。训练者辅助儿童用左手拿住洞板，右手拿线从洞板的任意孔中穿过，根据儿童的能力来决定操作数量。重复操作多次，当儿童能够独立完成时，可以教儿童想象性地操作（例如穿成三角形、蝴蝶状）。一般步骤为：①能将绳子穿过小板上面的洞。②能按照洞板上的提示穿绳子。

[扩展项目] 系鞋带、给小熊穿衣服等。

训练项目：用玩具刀切东西

[训练目标] 提高手掌的抓握能力和手部操作能力及手眼的协调配合能力。

[材料] 水果切切看玩具。

[操作方法] 训练者把水果切切看玩具摆放到桌子上，辅助儿童用手掌握紧玩具刀，把玩具水果切开。重复操作多次，逐步撤销辅助，当儿童能够独立完成时，尚可增加操作数量。一般步骤为：①能用玩具刀切开细条状橡皮泥。②能用玩具刀切开仿真水果。

[扩展项目] 蔬菜切切看、过家家游戏、切蛋糕等。

训练项目：折纸

[训练目标] 提高手指的灵活性和协调性及手部操作能力，学会折纸。

[材料] 白纸若干。

[操作方法] 在 A4 纸的中间画一条粗线，训练者辅助儿童用双手沿线对折白

纸。重复操作多次，当儿童能够独立完成时，可以教儿童 2 次对折。一般步骤为：①能将一页纸随意对折。②拇指和四指同时进行沿线对折。③拇指和四指同时进行沿线对折，能一手按住，另一手捋平。④分步骤对折，折出形状。

[**扩展项目**] 折飞机、折轮船等。

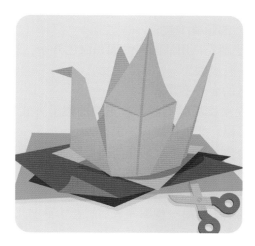

折　纸

训练项目：使用筷子

[**训练目标**] 提高手指的灵活性、协调性和手部操作能力。

[**材料**] 筷子 1 双，直径 2cm 大小的纸团若干。

[**操作方法**] 当儿童学会使用镊子，我们可以教儿童使用筷子，首先把纸团放在一个盘子里，辅助儿童用右手拿起筷子，夹住一个纸团，放到空盘子里。重复操作多次，并逐渐撤除辅助，直到儿童独立完成，尚可增加操作的数量。一般步骤为：①能用筷子夹 2cm 大的纸球，从小盘子夹到指定处。②能用筷子夹不去壳的花生，从小盘子夹到另一个盘子里。③能用筷子夹去了壳的花生，从小盘子夹到另一个盘子里。

[**扩展项目**] 吃豆子、吃面条、用筷子夹菜等。

训练项目：使用剪刀

[**训练目标**] 提高儿童手部操作能力和手眼的配合能力，教会儿童使用剪刀。

[**材料**] 安全剪刀（塑料）1 把、纸张若干。

[**操作方法**] 训练者先从辅助儿童正确握剪刀开始，可以随意剪纸。然后同撕纸一样，训练者提前准备好 3cm 左右的纸条，并画上粗线，辅助儿童把纸条沿线剪开，直到儿童独立完成。一般步骤为：①开合剪刀。②随意剪。③连续剪。④沿线剪纸——直线由短到长、由粗到细。训练者逐渐撤除辅助，当第一步骤完成后，

开始辅助儿童第二步骤，并强化，直到儿童能独立完成，多在生活中练习并泛化。

[扩展项目] 剪绳子、剪小鱼纸片、折纸与剪纸结合剪出连续的图案等。

训练项目：运笔绘画

[训练目标] 提高手部对画笔的抓握技巧，学会用笔涂色及简单绘画。

[材料] 纸张若干、油画棒 1 盒。

[操作方法] 运笔绘画先从用油画棒大面积涂色开始，然后过渡到水彩笔，最后为其他绘画工具。一般步骤为：

1. 握笔涂鸦，握笔的姿势不要求。

2. 正确握笔（建议家长买握笔器，教正确的握笔方式）。①小鱼际肌要接触桌面。②拇指与示指对捏。③中指横顶一面。

3. 在边界内正确涂色。①从正规的几何图形到简笔画图形。②边界由宽到窄。③所涂的面积由大到小。

4. 模仿涂色，由几何图形到实物图形。

训练者逐渐撤除辅助，当第一步骤完成后，开始辅助儿童第二步骤，并强化，直到儿童能独立完成，多在生活中练习并泛化。

[扩展项目] 涂色画册、"我是小画家"游戏等。

训练项目：运笔书写

[训练目标] 提高手部正确的握笔技巧以及正确用笔书写的能力。

[材料] 水彩笔 1 盒、纸张若干。

[操作方法] 在儿童学习绘画的基础上，教儿童用水彩笔初步书写，然后过渡到铅笔书写。一般步骤为：

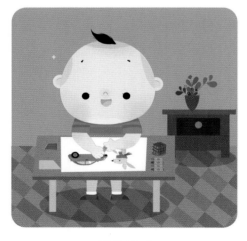

运笔绘画

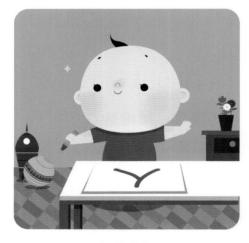

运笔书写

1. 握笔涂鸦，握笔的姿势不要求。

2. 正确握笔：①小鱼际肌要接触桌面。②拇示指对捏。③中指横顶一面。

3. 在边界内正确涂色。①从正规的几何图形到实物图形。②边界由宽到窄。③所图的面积由大到小。

4. 按要求点连线。①数量由两点到多点。 ②点的距离由近到远。③点由大到小。

5. 按要求连几何图形。

训练者逐渐撤除辅助，当第一步骤完成后，开始辅助儿童第二步骤，并强化，直到儿童能独立完成，多在生活中练习并泛化。

[扩展项目] 点连线、仿写数字和汉字等。

独 立 玩 耍

训练项目：自发地玩假扮或想象类游戏

[训练目标] 提升儿童的游戏能力，可以运用玩具和日常物品玩假扮游戏或想象类游戏。

[材料] 日常生活中的常见玩具与物品（如：医生玩具）。

[操作方法] 这类游戏的教学可以选择家里或学校能找到的日常生活用品或玩具作为道具。内容可以设置儿童熟悉的生活中常见到的情景，如：假扮医生与患者。训练者事先准备"医生玩具"。由儿童自己选择假扮的角色，如：医生。训练者扮为患者。进入游戏：

"医生"："你哪里不舒服啊？"

"患者"："我肚子疼。"

"医生"："那打针吧。"

"患者"："不要啊，我怕疼。"

"医生"："打针就好了，肚子就不疼了。"

"医生"拿出注射器，假装为"患者"打针。

……

在整个游戏中，训练者要在儿童需要支持的环节及时给予辅助或示范教学，使儿童在语言对话、游戏发展等方面不断得到提升。训练者还应该在整个

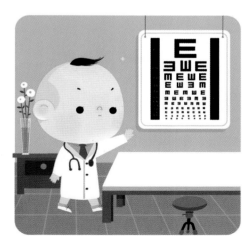

玩假扮医生的游戏

游戏的过程中，做出夸张的动作和表情、声音，使游戏变得极为有趣，促进儿童可以在游戏中得到快乐和享受。在儿童逐步熟悉了整个游戏流程后，可以转换角色，增加或变换游戏内容，使得游戏可以不断延伸与创新。

[扩展项目]扮装、假扮过生日、假装做饭等。

训练项目：可以重复玩身体类的活动或运动，并享受玩耍的乐趣

[训练目标]扩展儿童的兴趣，拓展更为广泛的活动和运动项目，学习掌握更为复杂的游戏技能。

[材料]常见的游戏和运动器材（如玩具保龄球）。

[操作方法]在这类游戏中，训练者根据儿童的情况，只在儿童玩耍过程中受阻的环节给予及时支援，以保证儿童逐步熟练掌握游戏所需要的所有技能，使儿童渐渐喜欢这类游戏，并从中得到快乐。如果儿童从未玩过这类游戏，可先做单个环节的技能性练习。如玩保龄球，开始时可以由训练者先竖立好保龄瓶，根据儿童的能力，训练者辅助儿童站到合适的位置（甩出保龄球可以很容易地击倒瓶子），手把手辅助儿童站好，甩出保龄球，击倒瓶子。不断重复以上过程，直至逐步撤除辅助，儿童可以独立完成。在此基础上，再以同样的方法，辅助儿童学习独立竖起保龄瓶，增加球与瓶子之间的距离，加入同伴展开竞技……

[扩展项目]把球投进篮筐、扔沙包、跳房子、踢球等。

训练项目：独立地进行手工和美术类活动

[训练目标]提高儿童使用剪刀、胶棒、纸、蜡笔、彩笔等手工类物品的能力，提高儿童持续做一项任务时的专注力，并享受从这些活动中得到的快乐。

[材料]常见的手工或美术用品（如油画棒）。

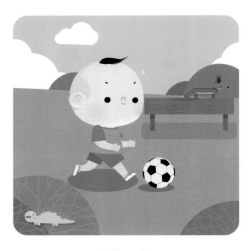

踢　球

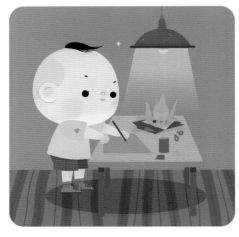

独立地进行手工制作

[操作方法] 训练者可以根据儿童的情况，选择从一种美术用具开始，如油画棒。如果儿童从来没有从事过此类活动，训练者可以在教学活动开始前，准备好儿童喜欢的物品作为强化物，如葡萄干。还应该在准备纸和油画棒的同时，准备一个硬质的图形形状模型（如用薄的硬纸板在中间掏出一个任意图形）。目的是降低儿童初次用笔的难度，帮助儿童控制用笔的范围，减少儿童在学习中受挫。教学开始，训练者把已经做好的图形模板放好在纸上，手把手辅助儿童拿好油画棒，在模板的掏空部分涂色，并在儿童可以安静配合涂色的时间间隔内（如：1 分钟时）给予强化，即给予葡萄干，并说："宝宝画得真棒！"随着儿童握笔能力和在模板内控笔能力的提升，训练者应该及时撤除辅助，延长涂色的时间，直至儿童可以独立完成。在此基础上，改变模板的厚度直至可以用彩色纸贴出各种粗的图形边框，留出中间空白部分作为涂色区。然后，逐步把彩色边框的宽度变窄，直至儿童可以独立在线条围成的轮廓内涂色，并逐步享受这一活动带来的乐趣。

[扩展项目] 手指画、粘贴、画画、折纸、剪纸、彩陶、沙画等。

训练项目：可以独立用笔

[训练目标] 提高儿童在早期认知活动中独立地从事画画或写字活动的能力，拓展更为广泛的活动和运动项目，学习掌握更为复杂的游戏技能。

[材料] 与儿童能力相符合的书写项目（点连线）、2B 铅笔。

[操作方法] 训练者根据儿童的情况，准备最简单的儿童书写练习（如：点连线）。训练者手把手辅助儿童正确握住铅笔，按照汉字笔顺的要求，把纸上的点连成线。随着儿童能力的提高，训练者逐步撤除辅助，使儿童可以独立完成。点连线的难度也要根据儿童的个体情况设置。开始时，点的密集度应该足够多，线条不宜太长。随着儿童能力的提高，可以逐步减少点的个数，直至儿童可以独立把笔画上首末两个点连接起来，且保证横平竖直。

在儿童从事此类活动时，还应该同时进行做事专注度和儿童自我管理能力的训练。如：在儿童学习"点连线"的开始，应该对儿童安静做事的时间间隔做出评测。如果儿童只能安静地做事 1 分钟，1 分钟内儿童只可以写出 5 个由点组成的横线，训练者就只给儿童书写 5 个横向点连线的任务，并在此期间给予儿童足够的鼓励与表扬，如说："宝宝写得真好！"完成任务后，训练者作为对儿童努力学习的奖励和强化，可以允许儿童玩一会自己喜欢的玩具或活动。在此基础上逐步增加任务的数量，延长做事的时间，保证儿童在做事期间的专注度和做事效率，养成良好的做事习惯。

[扩展项目] 画画、涂色、描红、写字等。

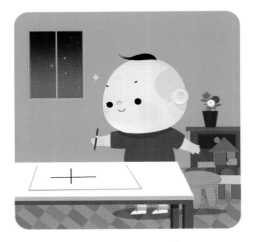

独立用笔

训练项目：可以独立地做与年龄匹配的练习册，并能从活动本身得到强化

[训练目标] 增加儿童对更为广泛社会与日常生活的接触范围，参与与其年龄适当的游戏与认知练习的活动，拓展儿童实际操作能力并学习掌握更为复杂的游戏技能。

[材料] 与儿童能力相符的幼儿练习册（如下图）、2B 铅笔。

[操作方法] 训练者根据儿童的认知能力和用笔情况，准备与儿童能力相对应的幼儿练习册。开始时，训练者可以手把手辅助儿童按照练习册的要求完成练习。

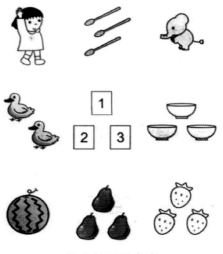

幼儿练习册内容

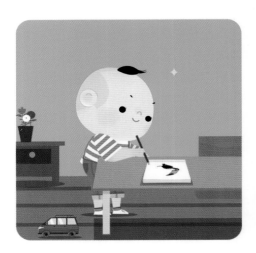

独立做练习册

随着儿童能力的不断提高，训练者可以逐步撤除辅助，直至儿童独立完成。在学习独立完成练习册的同时，儿童的认知教学以及对已知事物在日常生活中的泛化教学应该同步进行。同一个知识点，可以运用不同的形式进行演练，直至儿童可以真正理解并在生活中熟练运用，并可以在做练习的过程中得到乐趣。

[扩展项目] 走迷宫、数字连线游戏、各种适龄的幼儿认知练习等。

社 会 交 往

训练项目：可以和同伴合作玩游戏

[训练目标] 学习社会交往技能，提高社会交往能力及与人的沟通能力，并接受与同伴分享游戏中的乐趣。

[材料] 儿童喜欢的玩具（如软塑积木）、一个同伴（最好是普通的同龄小朋友）。

[操作方法] 训练者引导儿童与同伴一起用软塑积木搭建楼房，如果儿童喜欢搭建，就引导同伴为他运输积木。辅助儿童对同伴提出要求，如："给我那个长方形的。"训练者要及时引导同伴给予相应的积木。在游戏的过程中，训练者应根据儿童的能力给予相应的辅助，加入儿童与同伴的对话和互动语言、自发语言的教学内容，促进儿童的语言交流发展。如果儿童可以与同伴很好地合作，训练者应该及时撤除辅助，只在儿童与同伴合作出现困难时给予及时的支援，帮助儿童学习更多的社交技能。

游戏中如果出现同伴提出新的玩法，训练者应该及时介入，作为儿童的支持者，尽快帮助儿童理解新的游戏规则，适应需要转换的角色，并帮助儿童掌握主

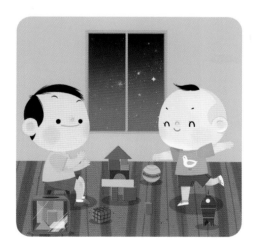

和同伴合作玩游戏

要的游戏技能。如：搭建楼房过程中，同伴提出由他来构建火车，需要儿童帮助运输积木。训练者应辅助儿童尽快转换角色，注意同伴提出的要求，按照指令给予同伴想要的物品。在合作游戏中的不断演练，可以提升儿童关注同伴的行为，提高听者技能，增加儿童的应变能力，掌握更多的社会交往技能。

[扩展项目]玩"老狼老狼几点了""点芝麻""金锁银锁"等游戏，参与所有同龄小朋友展开的游戏，邀请小朋友来家里玩玩具或游戏……

训练项目：对熟悉的人的帮助或给予表示感谢

[训练目标]当别人给予帮助时懂得如何回应，从而增加与人交往的技巧。

[材料]儿童喜欢的物品（薯片）。

[操作方法]训练者出示儿童喜欢的薯片，儿童说"我想要薯片"（或拍拍自己）时，立即把薯片递向儿童，同时说"谢谢"，要求儿童模仿说出"谢谢"（或用图片及肢体语言表示感谢）后，立即给予薯片，并口头表扬："真有礼貌！"

[扩展项目]泛化到生活中所有适合的场合（包含熟悉的人和陌生人）。

训练项目：主动向熟悉的人问好

[训练目标]学习问候他人的技巧，增强与人交往的能力。

[材料]强化物。

[操作方法]训练者吸引儿童的注意力，挥手说："某某，你好！"引导儿童说出"老师好"（或挥手回应），立即给予强化物，并口头表扬："做得真好！"重复以上环节，直至儿童可以独立主动回应。

[扩展项目]泛化到家庭成员及其他熟悉的人。

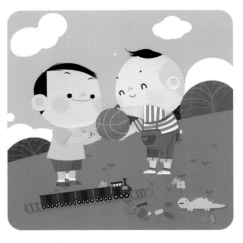

对熟悉的人的帮助表示感谢

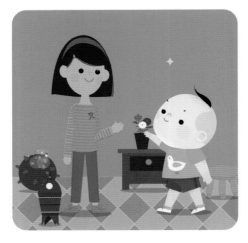

主动向熟悉的人问好

训练项目：在熟悉的场合可以向陌生的人问好

[**训练目标**] 学习社会交往技能，提高社会交往能力及与人的沟通能力。

[**材料**] 强化物。

[**操作方法**] 训练者带领儿童到熟悉的场合（训练场所、幼儿园等），直接给予问候提示语"老师好"。如果儿童跟随仿说，立即给予强化物，并口头表扬："真有礼貌！"对于语言理解能力较好的儿童，可在引导其打招呼之前加入引导语"跟老师打招呼"，而后及时给予语言提示"老师好"。如果儿童仿说得很好，立即给予强化。在其他儿童熟悉的场合，引导儿童说"某某好"（或挥挥手）。不断重复以上环节，直至儿童可以独立主动完成。

[**扩展项目**] 泛化到其他场合，如社区。

训练项目：用恰当的方式主动向同伴提出需求

[**训练目标**] 学习用正确恰当的方式与同伴交往、沟通并合理提出要求，提高儿童社交的技能。

[**材料**] 儿童喜欢的物品、同龄的小朋友 1 个（最好是普通儿童）作为交流同伴。

[**操作方法**] 训练者让交流同伴拿着儿童喜欢的玩具或食品，当儿童伸手去抢时，训练者给予躯体辅助，限制儿童，并立即提示说："给我玩玩可以吗？"（或出示相应的图片提出要求，）当儿童用语言表达需求（或出示相应图片）时，训练者引导同伴立即给予手中的玩具或食品，同时给予口头表扬："说得真好！"重复以上环节，并根据儿童的进步情况，逐步撤除辅助，直至儿童可以独立完成。

[**扩展项目**] 泛化到日常生活中。

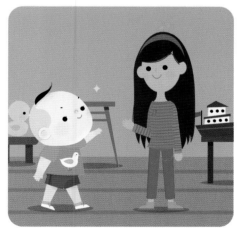
在熟悉的场合向陌生人问好

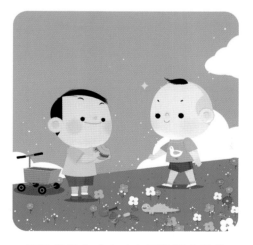
用恰当的方式主动向同伴提出需求

训练项目：可以参与假扮的社会性游戏

[**训练目标**] 学习与同伴一起玩耍假扮或社会性游戏，增加社会交往技能，提高社会交往能力及与人的沟通能力。

[**材料**] 儿童喜欢的动物头饰、餐饮玩具、医生玩具、理发玩具、洋娃娃及配套家居用品等。

[**操作方法**] 以给"小熊过生日"的假扮游戏为例。训练者假扮成小熊的朋友"小狗"。训练者和儿童分别戴上"小狗"和"小熊"的头饰。在桌子上准备各种餐饮玩具作为"小熊"过生日的场地。游戏开始：

"小狗"敲门，说："当当当。"

"小熊"说："谁呀？"

"小狗"说："我是小狗，我来给你过生日。"

"小熊"说："请进。"

"小狗"说："这是我送你的生日礼物。""小熊"说："谢谢！我请你吃蛋糕。"

……

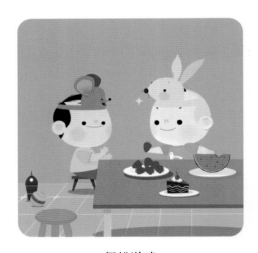

假扮游戏

这样的游戏在初期的教学时，训练者可以根据儿童的能力编写对话，就像剧本一样。儿童在游戏中的对话相对比较固定，这种做法虽然显得刻板，但便于儿童快速掌握。当儿童熟悉整个游戏和游戏中各个角色的职责后，可以加入随意的语言和对话及假装的小礼品盒，并可以加入更多的同伴，使得游戏更为有趣，也可以根据儿童的兴趣加入游戏的内容，如：自己动手用彩色粘土制作蛋糕，一起唱"生日歌"，一起吹蜡烛……

[**扩展项目**] 玩"过家家""做饭""卖菜""老鹰捉小鸡""扮演医生""坐公交车"

等游戏。

训练项目：针对一个话题进行语言互动

[**训练目标**] 提升观察能力，增加与同伴的对话能力，促进儿童社会交往能力与语言能力的发展。

[**材料**] 儿童喜欢的玩具或宠物（如警车玩具）。

[**操作方法**] 训练者首先应该教儿童了解警车的相关认知，如：警车的组成、警车的特征、警车的功能、警车的归类等。在儿童对自己喜欢的警车玩具充分认知的基础上，展开对话。开始时由训练者发起对话，如："这是谁的车啊？""这是什么车啊？""你要开车去哪儿啊？""我不喜欢这个车，你喜欢吗？""你为什么喜欢这个车啊？"……训练者在儿童不会回答提问时应给予及时的提示，并在儿童回答正确时给予及时的鼓励和表扬，帮助儿童逐步学会回应他人的提问，重复的训练可以帮助儿童逐步理解提问的含义，并准确回应。当儿童可以独立及时回应各种问题时，训练者可以加入一个普通小朋友参与对话。由普通小朋友提问，请儿童模仿学习提出问题。反复地演练，直至儿童可以独立提问，并逐步可以从对话中得到快乐。随着儿童语言能力的提高，可以尝试引入对一个话题的讨论，如：儿童熟悉的动画片或动画人物。这样的语言互动，开始教学时可以给出儿童视频或图片，以辅助儿童在视觉提示下说出口语。如出示"喜羊羊与灰太狼"的画面，请小朋友说出自己的想法："我不喜欢灰太狼，他总是想抓喜羊羊。""我喜欢暖羊羊，她的衣服很漂亮！"……

[**扩展项目**] 适龄的儿童读物及视频。

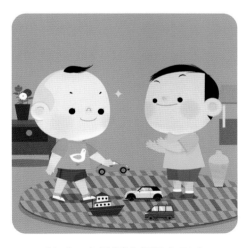

针对一个话题进行语言互动

生 活 自 理

训练项目：用水漱口

[**训练目标**] 提高儿童生活自理能力，教会儿童用水漱口。

[**材料**] 漱口杯、水或苦瓜汁。

[**操作方法**] 在教此项目时，训练者先给儿童多做示范，有必要的话，可以加入一些视觉提示图片，告诉儿童漱口的步骤。如果担心儿童把水喝掉，最好在儿童不渴的时候来练习，最初练习可以用苦瓜汁，让儿童明白漱口是需要把水吐出来的。儿童不可避免地会出些小意外，如果一开始儿童没有成功，就一次一次地再试试，跟学其他技巧一样，儿童做得越多，就能掌握得越好。

[**扩展项目**] 刷牙、小鱼吐水的游戏等。

训练项目：开关电灯

[**训练目标**] 提高儿童生活自理能力，教会儿童开关电灯。

[**材料**] 电灯开关。

[**操作方法**] 在有需要的时候，给儿童发一个指令"某某，开灯（关灯）"，然后辅助儿童用手指拨弄电灯开关，把灯打开或者关上。重复操作多次，逐渐撤除辅助，直至儿童能独立完成。特别要注意安全，儿童手湿着时禁止操作此项目。

[**扩展项目**] 玩过家家游戏、开关电动玩具开关等。

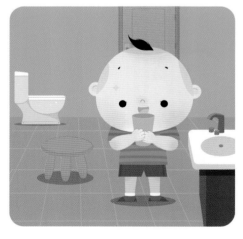

漱　口

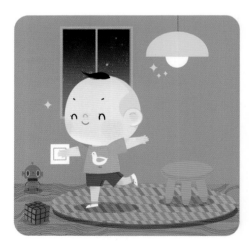

开关电灯

训练项目：把门关上

[训练目标] 提高儿童生活自理能力，教会儿童轻轻关门。

[材料] 房间里的门。

[操作方法] 在有需要的时候，给儿童发一个指令"某某，关门"，然后辅助儿童用手抓住门把手，轻轻把门关上，并及时给予强化。重复操作多次，逐渐撤除辅助，直至儿童能独立完成。

[扩展项目] 玩过家家游戏、关车门等。

训练项目：扭动门把手

[训练目标] 提高儿童生活自理能力，教会儿童正确使用门把手。

[材料] 门把手。

[操作方法] 每次在开门的时候，训练者辅助儿童用手抓握门把手，向下拉动，轻轻地把门打开，并及时强化儿童。重复操作多次，逐渐撤除辅助，直至儿童能独立完成。

[扩展项目] 开门、开关窗户等。

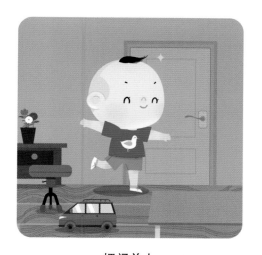

把门关上

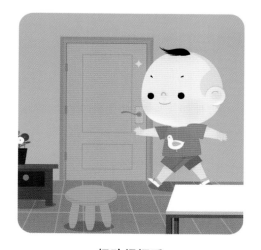

扭动门把手

训练项目：用牙刷粗略刷牙

[训练目标] 提高儿童生活自理能力，教会儿童独立刷牙。

[材料] 儿童小牙刷、漱口杯、儿童装牙膏。

[操作方法] 儿童刷牙的一般步骤为：

1. 漱口杯接满水。

2. 往牙刷上挤适量的牙膏。

3. 把牙刷放入口中，上上下下、左左右右刷牙。

4. 漱口——如果儿童不会此步骤，刷牙时先不用牙膏，让儿童模仿训练者漱口。

5. 把牙刷冲洗干净，冲洗漱口杯。

根据串联教学法，每个项目可以先从第一目标开始练习，辅助儿童完成第一目标并给予强化，其他目标由训练者帮助完成。训练者逐渐撤除辅助，当第一目标完成后，开始辅助儿童第二目标，并强化第二目标，以此类推，直到儿童能全部独立完成。多在生活中练习并泛化。

[**扩展项目**] 漱口、玩"我爱刷牙"游戏、过家家游戏等。

训练项目：将鞋袜放在平时指定位置

[**训练目标**] 提高儿童生活自理能力，培养儿童学会整理自己物品。

[**材料**] 放鞋子、袜子的柜子。

[**操作方法**] 每次当儿童脱掉鞋子和袜子的时候，训练者辅助儿童把鞋子和袜子放入特定的柜子里或特定的位置，重复操作多次，逐渐撤除辅助，直至儿童能独立完成。可以在儿童放鞋子和袜子的地方贴一个视觉标示，提醒儿童每次脱掉鞋袜要放好，培养好的生活习惯。

[**扩展项目**] 将衣物放入衣柜、将书包放好、将故事书整理好等。

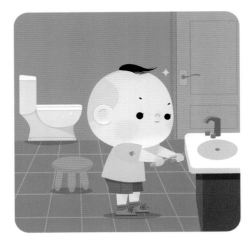

用牙刷粗略刷牙

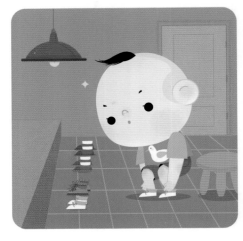

将鞋袜放在平时指定位置

训练项目：如厕后提裤子

[**训练目标**] 提高儿童生活自理能力，教会儿童如厕后拉上裤子。

[**材料**] 橡皮筋裤子。

[**操作方法**] 每次在如厕后，训练者手把手辅助儿童用手抓住裤腰，把裤子提上。在练习时，根据儿童能力逐渐撤除辅助，从手把手辅助过渡到少许辅助，直至儿童能独立完成，并在每个阶段给儿童一定的强化。开始练习的时候，给儿童穿宽松的裤子，容易操作，在生活中多次练习，逐渐撤除辅助，直至儿童能独立完成。

[**扩展项目**] 玩过家家游戏、帮助布偶穿裤子等。

训练项目：用塑料刀切蛋糕

[**训练目标**] 提高儿童生活自理能力，教会儿童学会正确用刀切东西。

[**材料**] 塑料刀、蛋糕。

[**操作方法**] 在过生日或分享蛋糕的时候，让儿童来分蛋糕。训练者辅助儿童用右手抓握塑料刀把，把蛋糕一块一块切开，并分享给大家吃。在生活中多次练习，逐渐撤除辅助，直至儿童能独立完成。

[**扩展项目**] 切橡皮泥、切水果、玩水果切切看玩具等。

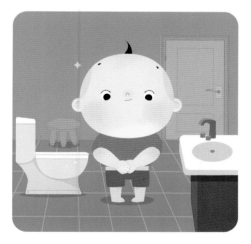

如厕后提裤子

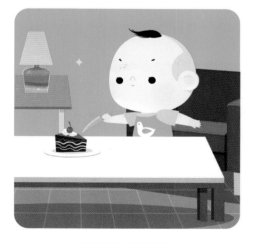

用塑料刀切蛋糕

训练项目：撕开食品包装袋

[训练目标] 提高儿童生活自理能力，教会儿童自己撕开食品包装袋。

[材料] 雪饼等独立包装的食品。

[操作方法] 当儿童想吃雪饼打不开的时候，让儿童表达"帮我打开"后，训练者辅助儿童用双手的拇指和示指捏住食品包装袋的锯口处，用力撕开包装袋。重复操作多次，逐渐撤除辅助，直至儿童能独立完成。

[扩展项目] 撕开方便面袋、撕开药品袋子等。

训练项目：系扣子

[训练目标] 提高儿童生活自理能力，教会儿童独立系扣子。

[材料] 自制系扣子、大扣子衣服、小扣子衣服。

[操作方法] 儿童系扣子的一般步骤为：①利用自制系扣子，站在儿童身后辅助儿童把扣子系好。②把大扣子衣服放在桌子上，教会儿童平面系扣子。③把小扣子衣服放在桌子上，教会儿童平面系扣子。④辅助儿童学会系自己或他人身上的衣服扣子。

逐渐撤除辅助，当第一步骤完成后，开始辅助儿童第二步骤并强化，直到儿童能独立完成。多在生活中练习并泛化。

[扩展项目] 穿、脱外衣，帮助家长解开或系上所有带扣子的东西等。

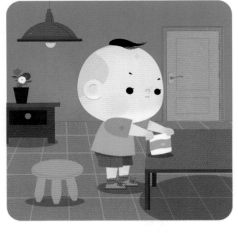

撕开食品包装袋

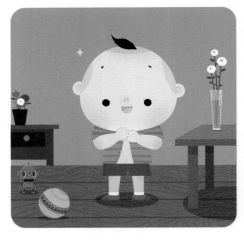

系扣子

训练项目：穿、脱粘扣鞋

[**训练目标**] 提高儿童生活自理能力，教会儿童独立穿脱粘扣鞋。

[**材料**] 儿童粘扣鞋子一双。

[**操作方法**] 训练者选择的粘扣鞋子最好大一号，便于儿童能更好地独立完成，增强儿童的自信心。训练者先教儿童脱鞋子：①撕开粘扣，②抓住鞋子，③把鞋子脱下来，④把鞋子摆放整齐。训练者再教儿童穿鞋子：①撕开粘扣；②一手抓好鞋舌，一手握鞋跟，把鞋口撑好；③把脚顺着鞋口踩进去；④扣好粘扣。

根据串联教学法，每个项目可以先从第一目标开始练习，辅助儿童完成第一目标并给予强化，其他目标由训练者帮助完成。训练者逐渐撤除辅助，当第一目标完成后，开始辅助儿童第二目标，并强化第二目标。以此类推，直到儿童能全部独立完成。多在生活中练习并泛化。

[**扩展项目**] 给布偶穿鞋子等。

训练项目：戴上、摘下帽子

[**训练目标**] 提高儿童生活自理能力，教会儿童如何戴帽子。

[**材料**] 儿童帽子 1 个。

[**操作方法**] 出门时要求儿童带上帽子，训练者辅助儿童用手指抓住帽檐，戴在头上，并整理好。回家时，训练者辅助儿童把帽子摘下来放到指定位置。尽量创造机会，反复练习，逐渐撤除辅助，给予及时强化，直到儿童能独立完成。

[**扩展项目**] 给布偶戴帽子等。

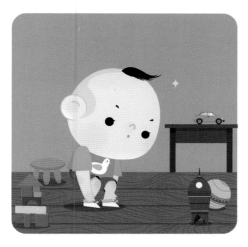

穿、脱粘扣鞋

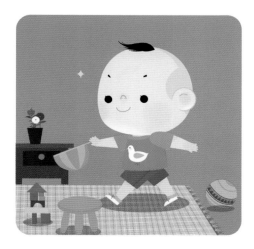

戴上和摘下帽子

训练项目：擦鼻子

[**训练目标**] 提高儿童生活自理能力，教儿童学会擦鼻子。

[**材料**] 纸巾若干。

[**操作方法**] 通过物体操作模仿开始练习，让儿童与训练者面对面坐好，在儿童的右侧（训练者的左侧）摆一张桌子，每人旁边放一张纸巾。训练者发指令"这样做"，然后用左手拿纸，示范擦鼻子，放下纸后辅助儿童用右手拿纸，做擦鼻子动作，并及时给予强化。反复大量地练习，直到儿童能独立完成，并泛化到生活中。

[**扩展项目**] 角色扮演、玩"我帮布偶擦鼻子"游戏等。

训练项目：洗手

[**训练目标**] 提高儿童生活自理能力，教会儿童独立洗手。

[**材料**] 香皂或者洗手液、毛巾。

[**操作方法**] 儿童洗手的一般步骤为：①打开水龙头。②把手淋湿。③抹上香皂或者洗手液，反复揉搓。④把手冲干净。⑤关上水龙头。⑥用毛巾把手擦干。

根据串联教学法，每个项目可以先从第一目标开始练习，辅助儿童完成第一目标并给予强化，其他目标由训练者帮助完成。逐渐撤除辅助，当第一目标完成后，开始辅助儿童第二目标，并强化第二目标。以此类推，直到儿童能全部独立完成。多在生活中练习并泛化。

[**扩展项目**] 洗水果、蔬菜等。

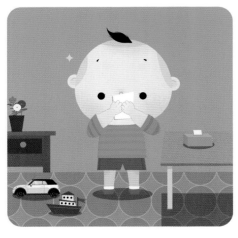

擦鼻子

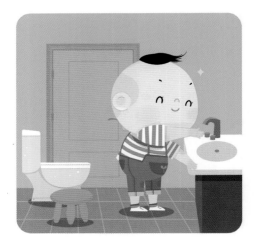

洗　手

训练项目：穿裤子

[训练目标] 提高儿童生活自理能力，教会儿童独立穿裤子。

[材料] 儿童裤子 1 条。

[操作方法] 教儿童学习穿裤子，主要是教会儿童把两条腿分别伸到正确的裤筒里，儿童穿裤子的一般步骤为：

1. 训练者先教儿童把穿裤子之前的步骤完成，裤腰收到大腿中间位置，辅助儿童完成最后一步，并及时强化，逐渐撤除辅助直到儿童能独立完成。

2. 相同的过程，把裤腰收到膝盖位置，逐渐撤除辅助直到儿童能独立完成。

3. 同样，把裤腰收到脚踝的位置，逐渐撤除辅助直到儿童能独立完成。

4. 让儿童坐在椅子上，辅助儿童把左脚伸进左裤筒里，右脚伸进右裤筒里，并逐渐撤除此步骤的辅助，直到儿童能独立完成。

5. 和上步一样，逐渐撤除帮儿童把左脚伸进裤筒的辅助，直到儿童能独立完成。

6. 教会儿童找到裤子的前面，最好在裤子上做个标记，给儿童视觉提示，这样儿童就不容易出错。

7. 反复大量地练习，直到儿童学会独立穿裤子。

根据串联教学法，每个项目可以先从第一目标开始练习，辅助儿童完成第一目标并给予强化，其他目标由训练者帮助完成。逐渐撤除辅助，当第一目标完成后，开始辅助儿童第二目标，并强化第二目标。以此类推，直到儿童能全部独立完成。多在生活中练习并泛化。

[扩展项目] 玩过家家游戏、帮助布偶穿裤子等。

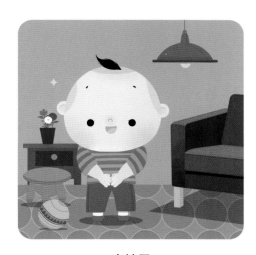

穿裤子

训练项目：穿套头衫

[**训练目标**] 提高儿童生活自理能力，教会儿童独立穿套头衫。

[**材料**] 儿童套头衫 1 件。

[**操作方法**] 同穿裤子的过程一样，重点要教会儿童伸对左右手，儿童穿套头衫的一般步骤为：

1. 先教儿童把穿套头衫之前的步骤完成，衣服收到腰的位置，辅助儿童完成最后一步，并及时强化，逐渐撤除辅助直到儿童能独立完成。

2. 相同的过程，把衣服收到腋窝位置，逐渐撤除辅助直到儿童能独立完成。

3. 辅助儿童把左手伸进左边袖子里，右手伸进右边袖子里，并逐渐撤除此步骤的辅助，直到儿童能独立完成。

4. 同样，逐渐撤除帮儿童把左手伸进袖子里的辅助，直到儿童能独立完成。

5. 教会儿童找到套头衫的前面，最好在套头衫上做个标记，给儿童视觉提示。

6. 反复大量地练习，直到儿童学会独立穿套头衫。

根据串联教学法，每个项目可以先从第一目标开始练习，辅助儿童完成第一目标并给予强化，其他目标由训练者帮助完成。逐渐撤除辅助，当第一目标完成后，开始辅助儿童第二目标，并强化第二目标。以此类推，直到儿童能全部独立完成。多在生活中练习并泛化。

[**扩展项目**] 脱套头衫等。

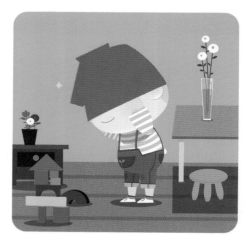

穿套头衫

训练项目：往杯子里倒水

[训练目标] 提高儿童生活自理能力，教会儿童把液体从水壶倒入杯中。

[材料] 塑料水壶 1 个、喝水杯子 1 个（半透明塑料水杯）。

[操作方法] 刚开始训练时杯子外面可以放一个深一点的盘子，接住漏的水，在水杯外 3/4 处画一条线，并往水壶里装杯子 3/4 水量的水。训练者辅助儿童拿起水壶往水杯中倒水，当水倒完的时候要对儿童说出关键词"停"。反复大量操作，直到儿童可以独立完成，然后可以逐渐增加水壶中的水量和杯子的数量。

[扩展项目] 给客人倒茶、倒果汁、水龙头接水等。

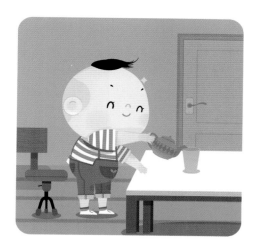

往杯子里倒水

训练项目：摆放餐具

[训练目标] 提高儿童生活自理能力，教会儿童把自己的餐具摆放到餐桌上。

[材料] 勺子 1 个、碗 1 个、筷子 1 双。

[操作方法] 在每次开饭前训练者辅助儿童把勺子放进碗里，并双手端碗放到自己所坐的位置上，如果儿童能用筷子吃饭的话，教儿童把筷子横放在碗的上边。反复练习，直到儿童能独立完成。为了能更好地帮助儿童完成，可以在摆放的位置上贴一些视觉提示。在平时多利用"过家家"的玩具来帮助儿童大量练习。

[扩展项目] 玩过家家游戏、帮助家里摆桌子等。

训练项目：收拾餐具

[训练目标] 提高儿童生活自理能力，教会儿童把自己的餐具收拾到厨房。

[**材料**] 吃饭时自己用过的餐具（碗、勺子和筷子等）。

[**操作方法**] 每次吃完饭后，提醒儿童收拾自己的餐具到厨房，并辅助儿童双手把自己用过的餐具端起来放到厨房，逐渐撤除辅助，直到儿童能独立完成。儿童餐具最好用塑料类的，平时可以利用"过家家"的玩具来帮助儿童大量练习。

[**扩展项目**] 玩过家家游戏、将洗好的碗筷放到固定的地方等。

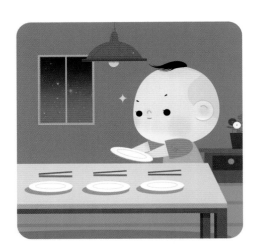 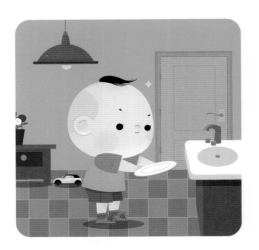

摆放餐具 收拾餐具

训练项目：穿、脱袜子

[**训练目标**] 提高儿童生活自理能力，教会儿童穿上和脱下袜子。

[**材料**] 儿童袜子 1 双。

[**操作方法**] 训练者先教儿童脱下袜子：①先要用手将袜口撸到脚跟处，②手抓握袜子的指端，③用力把袜子拉下来，④把袜子放整齐。

训练者再教儿童穿上袜子：①双手把袜子口撑开，脚底面朝下。②把脚顺着袜子口伸进去。③手脚配合，把袜子穿好。

根据串联教学法，每个项目可以先从第一目标开始练习，辅助儿童完成第一目标并给予强化，其他目标由训练者帮助完成。逐渐撤除辅助，当第一目标完成后，开始辅助儿童第二目标，并强化第二目标。以此类推，直到儿童能全部独立完成。多在生活中练习并泛化（先可为玩具娃娃穿脱袜子，然后再练自己）。

[**扩展项目**] 袜子套瓶子、小布偶穿衣服等。

训练项目：使用衣服上的拉链

[**训练目标**] 提高儿童生活自理能力，教会儿童正确使用拉链。

[**材料**] 拉链皮包、拉链衣服。

[**操作方法**] 儿童使用拉链的一般步骤为：①辅助儿童使用书包上的拉链，直到能独立合上或拉开。②当儿童穿好带拉链的衣服时，帮助儿童把拉链对好，辅助儿童学习合上和拉开拉链。③把衣服放在桌子上，辅助儿童平面对好拉链，直到儿童能独立完成。④当儿童穿好带拉链的衣服时，辅助儿童对好拉链并拉上和拉下，直到儿童能独立完成。

根据串联教学法，每个项目可以先从第一目标开始练习，辅助儿童完成第一目标并给予强化，其他目标由训练者帮助完成。逐渐撤除辅助，当第一目标完成后，开始辅助儿童第二目标，并强化第二目标。以此类推，直到儿童能全部独立完成。多在生活中练习并泛化。

[**扩展项目**] 穿、脱外衣，拉开、关上简易衣柜帮助家里收放衣服等。

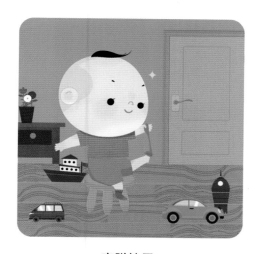
穿脱袜子

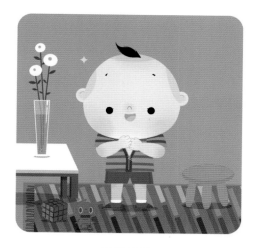
使用拉链

训练项目：洗脸

[**训练目标**] 提高儿童生活自理能力，教会儿童独立洗脸。

[**材料**] 卫生间里（教学地点）、儿童洁面乳、毛巾。

[**操作方法**] 儿童洗脸的一般步骤为：①打开水龙头。②双手接水将脸弄湿。③挤出洁面乳，用手搓出泡沫，然后在脸上搓一搓（注意儿童眼睛）。④双手接水把泡沫冲干净。⑤关掉水龙头。⑥用毛巾把脸和手擦干净。

根据串联教学法，每个项目可以先从第一目标开始练习，辅助儿童完成第一目标并给予强化，其他目标由训练者帮助完成。逐渐撤除辅助，当第一目标完成后，开始辅助儿童第二目标，并强化第二目标。以此类推，直到儿童能全部独立完成。多在生活中练习并泛化。

[扩展项目]洗头发。

训练项目：独立使用卫生间

[训练目标]提高儿童生活自理能力，教会儿童独立使用卫生间。

教学地点：卫生间。

[操作方法]首先教会儿童接受并表达使用卫生间，通过儿童的喝水量及其他因素，训练者帮助儿童定好大小便的时间。每次一到了时间，就辅助儿童表达："我要去卫生间。"对于无语言的儿童可以用图片来表示，然后训练者带着儿童使用卫生间，并及时给予强化，直到儿童能主动表达。其次要多练习穿脱裤子的技能和提高手掌抓握的能力。使用卫生间是许多技能的统合，需要把这些技能熟练掌握，并且根据情境流畅地连接起来。

[扩展项目]泛化到生活中任何卫生间、认识男女卫生间标识等。

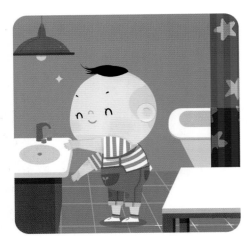

洗　脸

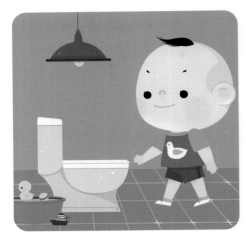

独立使用卫生间